Kamillen statt Pillen

Valter Curzi

Kamillen statt Pillen
bei 180 Beschwerden

Weltbild Verlag

Mit 6 Zeichnungen

Ins Deutsche übertragen und bearbeitet
von Dagmar Türck

Lizenzausgabe für
Weltbild Verlag GmbH, Augsburg 1989
© Hermann Bauer Verlag KG, Freiburg im Breisgau
Alle Rechte vorbehalten
Gesamtherstellung: Wiener Verlag, Himberg bei Wien
Printed in Austria
ISBN 3-89350-271-8

Inhalt

Einleitung

Natürlich: Dieses Wort ist für den Menschen der Konsumgesellschaft, dieser Welt der Chemie, der Technologie und der Kunststoffe, zum Ausdruck eines Wunschtraums geworden, einer Lebensweise, die ihm seit geraumer Zeit verlorengegangen ist.

Vergiftet durch synthetische Arzneimittel, vorwärtsgetrieben vom erbarmungslosen Lebensrhythmus der Großstädte, hat der Mensch seine eigene, wirkliche Dimension verloren, da er sich immer mehr von der Lebensweise entfernt, die ihm von Natur aus gemäß wäre. Seitdem ihm das Ausmaß der Schäden bewußt geworden ist, die er seinem Körper wie auch seiner Umwelt zugefügt hat, beginnt er nun, seine wahre Beziehung zur Natur, in der er lebt, wiederzuentdecken.

Das in den letzten Jahren neuerwachte Interesse für die Natur und für alles, was damit zusammenhängt, ist eben diesem Bedürfnis nach einem Leben in Harmonie mit der Schöpfung entsprungen. Diese Zuwendung ist gewürzt mit der Freude darüber, etwas Verlorenes wiederentdeckt zu haben, doch übersieht man dabei, daß die Kenntnis von der Natur jede menschliche Generation wie ein feiner »roter Faden« begleitet hat. Verantwortungsbewußte Forscher und Ärzte haben diesen Faden wiederaufgenommen und den Menschen dazu aufgefordert, erneut die Übereinstimmung mit seiner Umwelt zu suchen. Eben dieser veränderten geistigen Einstellung ist es zu verdanken, daß man heute die Natur nicht mehr als eine Sklavin betrachtet, die man ganz nach Belieben ausbeuten und manipulieren kann (und damit nicht wiedergutzumachende ökologische Katastrophen auslöst), sondern als eine kennens- und liebenswerte Freundin.

Wer die Natur liebt, liebt sich selbst. Die Pflanzen nähren und kleiden uns nicht nur, wir können mit ihrer Hilfe auch Gefühle zum Ausdruck bringen; sie sind die liebenswerten Gefährten unserer Spaziergänge. Wer diese unsere große Mutter Natur wahrhaft liebt und respektiert, sollte sich für sie einsetzen und dazu beitragen, daß entsprechende Maßnahmen getroffen werden zu ihrem Schutz und zur Rettung von seltenen, vom Aussterben bedrohten Pflanzen, sollte mithelfen, jene gedankenlose Zerstörung zu verhindern, von der dieser unser grüner Reichtum bedroht ist.

Dieses Buch über die Kamille ist aus einem Gefühl der Liebe und des Respekts für die vielfältige, reiche Welt der Pflanzen und der Blumen entstanden. Daß die Wahl auf eine so bescheidene Pflanze fiel, die häufig lediglich als ein mildes Beruhigungsmittel betrachtet wird, erklärt sich aus dem Wunsch, jedes Heilmittel, das die Natur uns anbietet, in seiner eigentlichen Bedeutung bekannt zu machen und ihm den Wert zuzumessen, den es verdient.

Diese kleine Pflanze, die von den alten Ägyptern als Symbol des Sonnengottes verehrt wurde, die von den alten Griechen und Römern als fiebersenkendes und schmerzlinderndes Heilmittel verwendet wurde, die von Pflanzenkennern, Alchemisten und Naturwissenschaftlern jeder Epoche und jedes Landes studiert und beschrieben wurde, diese Pflanze ist seit jeher – allein oder in Verbindung mit anderen Kräutern – als ein hervorragendes Heilmittel geschätzt worden, fähig, zahllose Krankheiten zu lindern und zu heilen. Mit dem Siegeszug der chemischen Wissenschaft wurde sie auf einen unbedeutenden Platz abgedrängt.

Dieses Buch, dem eine fundierte, sorgfältige Nachforschungsarbeit zugrunde liegt, die sich teils auf traditionelle pflanzenkundliche Werke, teils auf sehr alte, unveröffentlichte Manuskripte stützt, wobei aber auch die neuesten

Entdeckungen und Erkenntnisse auf dem Gebiet der Pflanzenheilkunde mit eingearbeitet wurden, dieses Buch möchte den Tugenden und Qualitäten der Kamille die Wertschätzung zukommen lassen, die ihnen gebührt.

Geschichte, Beschreibung, Besonderheiten

Geschichte der Anthemis nobilis

Wir wissen nicht, ob diese Pflanze bereits in der Antike bekannt war und ob man sie verwendete, denn sie ist ohne Zweifel mit der Matricaria chamomilla verwechselt worden. In Deutschland hat man sie seit dem Mittelalter als selbständige Pflanze erkannt und benutzt. (Das in der Pflanze enthaltene ätherische Öl findet sich in der Taxe der Stadt Frankfurt am Main vom Jahre 1587 zuerst aufgeführt.)

In neuerer Zeit wird sie besonders in England sehr geschätzt. Zu Zeiten der Tudors säte man in England die Anthemis nobilis auf großen Flächen aus; noch heute existiert ein Beet im Park des Buckingham-Palastes in London.

Für den Drogenhandel wird vor allem die »gefüllt blühende Römische Kamille« kultiviert, bei der die Scheibenblüten in weiße Zungenblüten umgewandelt sind. Das Hauptherkunftsgebiet für diese Form ist Belgien. Bereits im 16. Jahrhundert kannte man die Chamaemelum Nobile oder Romanum oder Anthemis Leucanthemus Anglorum flore multiplici.

Lodi berichtet, daß der Name Römische Kamille, eine der volkstümlichen Bezeichnungen für die Anthemis nobilis, Anlaß zu gröbsten Verwechslungen gegeben hat. So liest man zum Beispiel, daß die Römische Kamille eine gefüllte Abart der Kamille sei; dabei gehört sie nicht einmal zur gleichen Pflanzengattung wie die Kamille. Das Adjektiv römisch, das wahrscheinlich die Überlegenheit dieser Kamillenart über die gewöhnliche Kamille andeuten sollte, wurde nach anderen Quellen zuerst in den nordischen Ländern verwendet, um auf die exotische Herkunft aus dem Mittelmeergebiet hinzuweisen. Das hat zu der Behauptung geführt – die auch niedergeschrieben wurde –, daß die Römische Kamille in Italien und vor allem im Latium beheimatet sei.

Dabei ist sie keinesfalls eine italienische Pflanze: in Norditalien findet man sie selten, und noch ungewöhnlicher ist sie im Süden; die wenigen Exemplare, die vorkommen, sind aus kultivierten Zierpflanzen verwildert. Die einfache Form wächst nur in Süd- und Westeuropa.

Beschreibung der Anthemis nobilis

Die Anthemis nobilis ist ein einfaches, wild wachsendes Kraut, wird aber auch als Zier- und als Arzneimittelpflanze angebaut. Sie ist eine mehrjährige Pflanze, die bis zu 30 cm hoch wird, mit verzweigtem, kantigem, behaartem Stiel von grünweißlicher Farbe; die Zweige hängen häufig nach unten. Sie hat doppelt fiederspaltige Blätter mit kurzen, spitzen, linealischen Abschnitten, die flaumig bis ganz kahl sind.

Die Blütenköpfchen stehen einzeln am Ende der Zweige und bilden lockere Dolden. Sie haben einen kegelförmigen, gefüllten Blütenboden, der umgeben ist von einer Hülle von dachig angeordneten, trockenhäutigen Schuppen.

Der Blütenboden ist mit spelzenartigen, stumpfen Spreublättern besetzt.

Die Randblüten sind zungenförmig, weißgelb, fruchtbar; die inneren Scheibenblüten sind gelb und zwittrig. Bei der gefüllten Form sind die Scheibenblüten umgewandelt in geschlechtslose weiße Zungenblüten.

Die Anthemis nobilis enthält ein ätherisches Öl. Für die Ölgewinnung erntet man kurz vor der Vollblüte, für die sonstige arzneiliche Verwendung erntet man die vollerblühten Köpfchen. Der Duft ist stark aromatisch, der Geschmack bitter. Sie blüht im Hochsommer.

Die Blüten der Anthemis nobilis sind von einem helleren Gelb als jene der Matricaria chamomilla, aber ihr Geruch ist intensiver.

Die Matricaria chamomilla ist einjährig, die Anthemis nobilis ist mehrjährig.

Erkennung

Um die Matricarien mit Sicherheit von den Anthemiden unterscheiden zu können, schneidet man am besten das reife Blütenköpfchen längs durch. Wenn der Blütenboden flach oder gewölbt bis kegelförmig und nicht hohl ist, handelt es sich wahrscheinlich um eine Anthemide; wenn der Blütenboden halbkugelig oder kegelförmig und hohl ist, dürfte es sich um eine Matricaria handeln. Diese Unterscheidung stammt von Pierre Lieutaghi.

Noch gängiger ist eine andere Art der Unterscheidung: Anthemidinae, d.h. auch Anthemis nobilis: Köpfchenboden mit Spreublättern; Chrysantheminae, d.h. auch die Matricarien: Köpfchenboden ohne Spreublätter.

In einem deutschen Standardwerk (Hegi: *Flora von Mitteleuropa)* heißt es dazu:

Die Gattung (Matricaria) umfaßt etwa 70 Arten ... Im Habitus haben die Vertreter der Gattung (Matricaria) sehr große Ähnlichkeit mit denen der Gattung Anthemis, von welchen sie durch das Fehlen der Spreublätter zu unterscheiden sind; im Bau des Köpfchens stimmen sie mit Chrysanthemum überein, von welcher Gattung sie durch die wenigreihigen Hüllblätter und den Fruchtbau unterschieden werden. Übrigens ist die Abgrenzung der Gattung eine sehr schwierige, namentlich gegen Chrysanthemum hin (Matricaria inodora wird deshalb in vielen Floren als Chrysanthemum aufgeführt). Bernhardi, Patze, Mexer und Elkan, ebenso Ascherson vereinigen überhaupt die Gattung Matricaria mit Chrysanthemum.

Anthemiden

Die Hüllschuppen um die Köpfchen sind dachig angeordnet, stumpf, mit trockenhäutigem, oft dunklen Rand. Der Blütenboden ist auf der ganzen Fläche oder wenigstens an der Spitze mit trockenhäutigen Spreuschuppen besetzt. Die Früchte sind nackt, vier- bis fünfkantig und meist mit einem krönchenförmigen Pappus besetzt.

Römische Kamille oder Anthemis nobilis

Sie wächst gern auf trockenen Wiesenplätzen und gedeiht besonders gut auf leichten, humosen, nicht zu trockenen Böden in warmer, sonniger Lage. Die Stengel sind fein, verzweigt und fast am Boden kriechend. Die Blätter sind zweifach gefiedert mit linealischen, spitzen und sehr samtigen Abschnitten; die Blüten haben einen intensiven und aromatischen Geruch. Sie wird in Nord-, Mittel- und Westeuropa kultiviert. Für den Arzneimittelgebrauch pflanzt man sie in Frankreich, Belgien, Großbritannien und in der DDR an.

Stinkende Hundskamille oder Anthemis cótula

Diese Art wächst an schattigen Plätzen und auf Feldern, wo sie manchmal so stark wuchert, daß sie die angebauten Nutzpflanzen erstickt. Die einjährige Pflanze wird 10 bis 45 cm hoch. Der Stengel ist gerade, sehr verzweigt und teilweise behaart. Die Blätter sind zerstreut behaart, doppelt fiederspaltig mit zwei- bis dreigeteilten spitzen Abschnitten. Die Außenblüten sind zungenförmig, weiß und geschlechtslos, die inneren Scheibenblüten über dem kegelförmigen Blütenboden gelb. Die Früchte haben keinen Pappus und eine knotig geriefte Oberfläche. Die Pflanze riecht sehr stark und unangenehm. Sie blüht etwa von Juni bis Oktober und kann sich als sehr lästiges Unkraut erweisen. Sie ist in Europa beheimatet.

Ackerhundskamille oder Anthemis arvensis

Sie ähnelt der Anthemis cótula, aber die Früchte haben einen Pappus; die Spreublätter über dem Blütenboden sind größer. Bezeichnend ist der sehr schwache Geruch. Als Arzneimittel ist sie wertlos. Früher gebrauchte man sie als Bestandteil von Geheimmitteln zur Abtreibung.

Matricarien

Einjährige, seltener auch mehrjährige Kräuter mit wiederholt fiederteiligen wechselständigen Laubblättern und ästigem Stengel. Blütenboden halbkugelig oder kegelförmig, zuweilen hohl, nackt, in der Regel ohne Spreublätter. Scheibenblüten zwitterig, röhrig, gelb; Zungenblüten weiblich, weiß, selten fehlend. Früchte länglich, ohne Pappus. Über die Verbreitung dieser Art gehen die Meinungen der Autoren auseinander. Zwar werden die Matricarien im allgemeinen als Arzneimittelpflanzen betrachtet, doch werden sie manchmal auch als Zierpflanzen in Gärten kultiviert.

Matricaria chamomilla

Sie ist eine wohlriechende Pflanze mit gerieften Stielen, versehen mit glatten, direkt ansetzenden, zwei- bis dreifach gefiederten Blättern; der Blütenboden ist hohl und kegelförmig. Sie gedeiht vor allem in Mittel- und Südeuropa, auf der Balkanhalbinsel und in Rußland; inzwischen ist sie auch in einigen Gegenden Australiens und Nordamerikas heimisch geworden.

16

Matricaria inodora oder maritima oder Geruchlose Kamille oder Geruchlose Strandkamille oder Falsche Kamille

Sie ist eine geruchlose Pflanze. Die Blütenkörbchen haben außen weiße Zungenblüten und innen gelbe Röhrenblüten. Der Blütenboden ist halbkugelig und markig; die Blätter sind fiederteilig und haben eine Längsrille auf der Unterseite. Sie ist sehr verbreitet in Europa und wächst auf Äckern, Schuttplätzen und an Wegen.

Matricaria discoidea oder Strahlenlose Kamille

Die Pflanze riecht stark aromatisch. Sie hat keine Zungenblüten, nur gelblich-grüne Scheibenblüten. Sie ist beheimatet im westlichen Nordamerika und in Nordostasien; in Europa kennt man sie seit 1860. Sie wächst auf Schuttplätzen, an Wegen und häufig an Bahndämmen; sie ist einjährig. Sie blüht vom Frühling bis in den Herbst. Man sammelt die Blütenköpfchen zu Beginn des Sommers, bevor sie ganz aufgeblüht sind.

Die folgenden Illustrationen wurden entnommen aus: D.F.L. von Schlechtendal, L.E. Langethal und Ernst Schenk: *Flora von Deutschland,* Verlag Fr. Eugen Kohler, Gera 1880/1888.

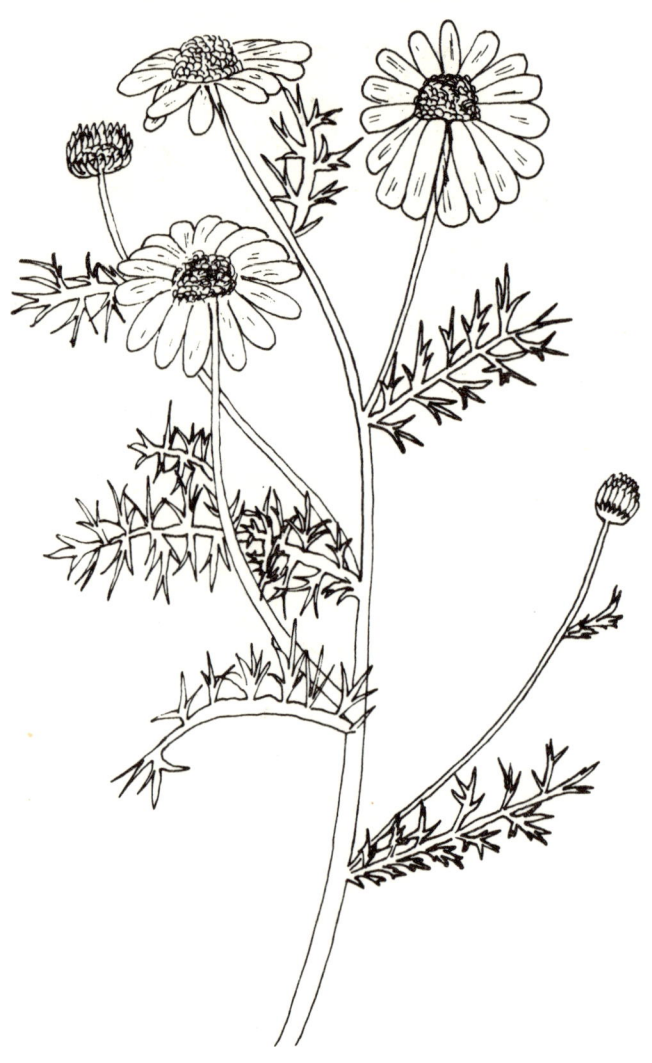

Matricaria inodora oder Geruchlose Kamille

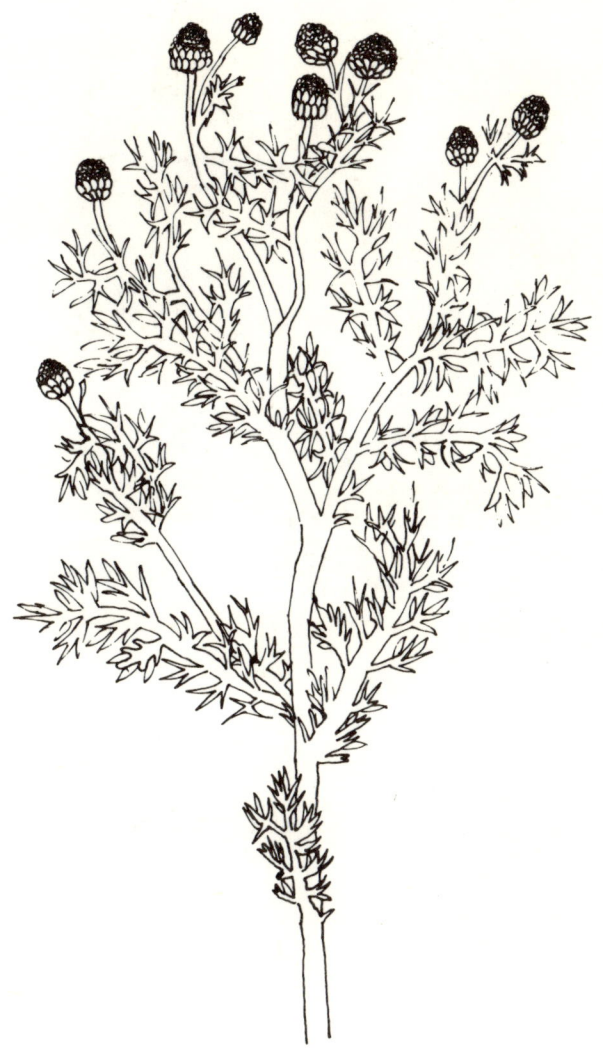

Matricaria discoidea oder Strahlenlose Kamille

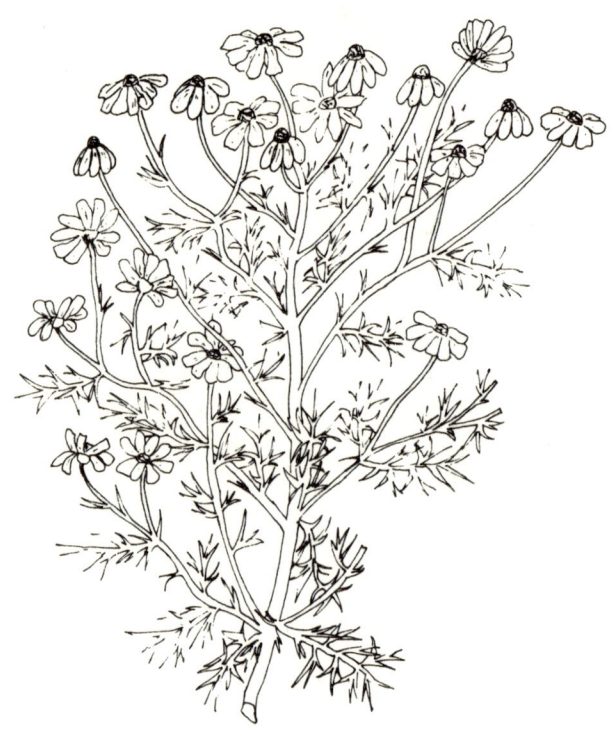

Matricaria chamomilla oder Echte Kamille

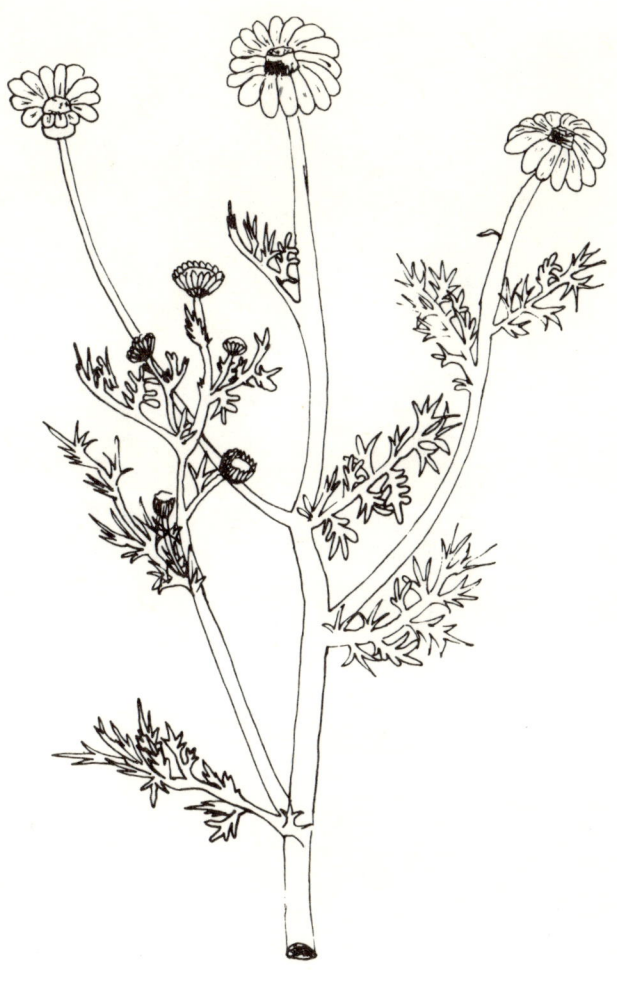

Anthemis cótula oder Stinkende Hundskamille

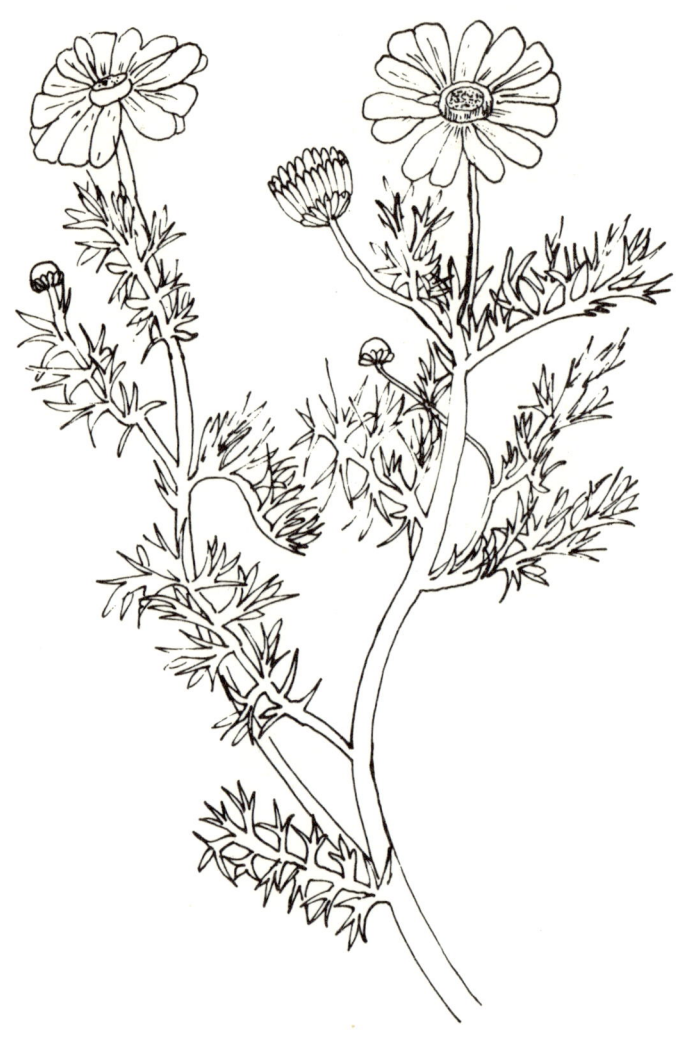

Anthemis arvénsis oder Ackerhundskamille

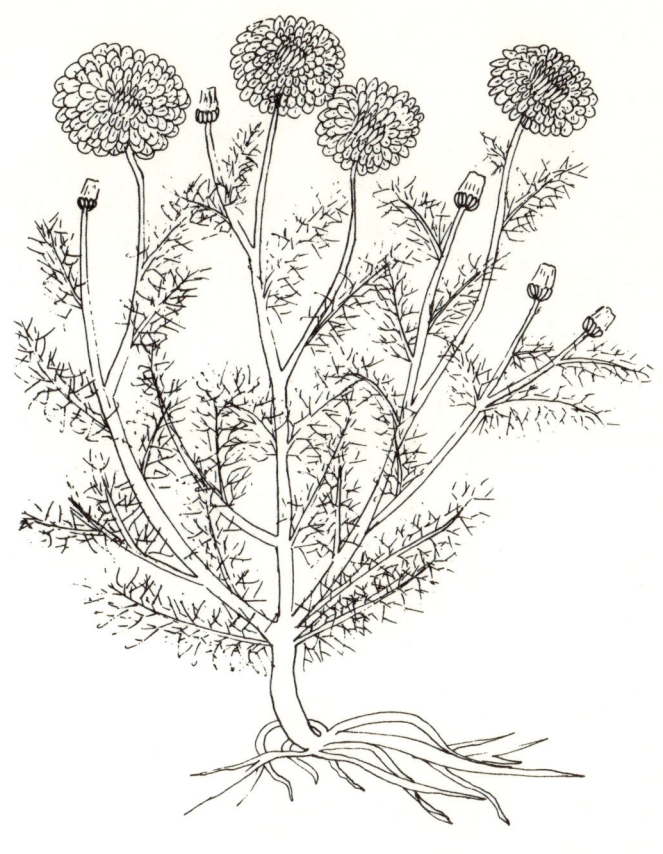

Anthemis nobilis oder Römische Kamille

Bezeichnungen für die Kamille

Geschichtliche Entwicklung

Die Lateiner nannten sie Chamaemelon, was sich im spätmittelalterlichen Latein zu Chamomila und Chamomilla verwandelte. Dieser Name leitet sich wiederum vom griechischen καμαιμηλου (chamaímelon) ab, von chamai = niedrig, am Boden und mélon = Apfel oder Quitte, also niedriger, auf dem Boden wachsender Apfel: wegen der rundlichen Blütenköpfchen und wegen des apfelartigen Geruchs, der sie von anderen Arten unterscheidet.

Im Laufe der Zeit erhielt die Kamille – wie viele Heilpflanzen – eine große Zahl weiterer Namen.

Volkstümliche Namen für die Matricaria chamomilla

Echte Kamille, Deutsche Kamille, Feldkamille, Mägdeblume, Mutterkraut, Matronenkraut, Kleine Kamille, Lungenblume, Laugenblume, Mitterkraut, Kindbettblume, Hermel, Hermelin.

Es gibt auch zahllose mundartliche Formen: Kamellen, Kamellenblome, Komellen, Karnill, Karmille, Gramille, Kühmelle, Kumälle, Kumölln, Kammerblumen, Kummerblumen, Hälmerchen, Hermichen, Hermeisel, Hermeizel, Harmchen, Hermannl, Äpfelblümli, Teeblom, Moderkraut u.a.

Volkstümliche Namen für die Anthemis nobilis

Römische Kamille, Römische Hundskamille, Mandl, Zandelkraut, Mönelli, Wälschi Öpfelblüemli, Romer, Römerei, Riemerei.

Namen, mit denen man die Kamille zu Matthiolis Zeiten im 16. Jahrhundert bezeichnete

So berichtet er in seinen »Discorsi« aus dem Jahre 1573:
Die Griechen nennen sie »Chamaímelon«, die Araber »Debonigi« und »Babunegi«, die Lateiner »Anthemis« und »Camaemelum«, die Deutschen »Camillen«, die Spanier »Manzanilla«, die Franzosen »Camemina« und »Camomille«.

Namen, mit denen man die Kamille heutzutage in den größten Ländern Westeuropas bezeichnet

In Großbritannien: Camomile, Camomille, Chamomile, Matricary, Wild chamomile, German chamomile, Tree chamomile, Bitter chamomile, Common chamomile, Horse govan, Corn fever-few.

In Frankreich: Camomille, Camomille matricaire, Camomille vraie, Petite camomille, Camomille comune.

In Italien: Camomilla, Amarella, Cacamilla, Capomilla, Cacamèla, Cacumidda, Cacamía, Comiddu.

In Spanien: Camomila, Manzanilla, Manzanilla ordinaria, Manzanilla de Castilla, Manzanilla de aragón, Camomila vulgar, Camomila dos Alemaes.

La Manzanilla

Die Kamille wird hin und wieder für die Herstellung von Wermut und Aperitifen verwendet. Nicht gebraucht – wie man leicht annehmen könnte – wird sie jedoch, um den als Manzanilla (spanischer Name für Kamille) bekannten trokkenen Sherry zu aromatisieren; der Name des Sherrys geht auf eine spanische Ortschaft zurück.

Grundregeln für den Anbau der Kamille

Aussaat

Man sät die Matricaria chamomilla zu Frühlingsanfang aus. Um die Basis für den Aufguß zu erhalten, trocknet man die Blütenköpfchen ohne die weißen Blütenblätter. Wie wir wissen, blüht die Pflanze vom Frühling bis in den Herbst.

Anbau

Der Anbau der Matricaria chamomilla lohnt sich, da sie einen kurzen Wachstumskreis hat und die Erntekosten sich in Grenzen halten. Die beste Ausgangssituation schafft man, wenn man die Blüten zum bestmöglichen Zeitpunkt sammelt und damit ein ausgesuchtes und hochwertiges Grundmaterial erhält. Die Kamille liebt nährstoffreichen, stickstoffhaltigen festen Lehmboden. Man sät im Frühjahr aus, wobei man die Samen leicht mit Erde bedeckt, entweder so gleichmäßig und locker wie möglich über das ganze Beet oder besser noch in ordentlichen Reihen, die einen Abstand von 30 bis 40 cm haben sollten. Sobald die Pflanzen etwa 10 cm hoch sind, dünnt man nach Bedarf aus.

Das Erdreich sorgfältig vorbereiten, Unkraut beseitigen und großzügig natürlichen Dünger zugeben. Man pflückt die Blüten ohne Stiel, sobald sie leicht aufgeblüht sind. Bevor man die Blüten trocknet, empfiehlt es sich, noch einmal eine sorgfältige Durchsicht vorzunehmen und die Blüten auszusortieren, die noch ein wenig Stiel haben. Dieser zusätzliche Arbeitsaufwand ermöglicht ein optimales Ergebnis: ein ausgewähltes, hochwertiges Produkt und damit höhere Verkaufspreise.

Man trocknet die Blüten rasch, im Schatten, wobei man darauf achten sollte, daß man die Blütenköpfchen nicht beschädigt. Man verpackt sie, sobald sie getrocknet sind. Ein Hektar erbringt einen Ertrag von ca. 500 Kilogramm getrockneten Blüten.

Ernte

Die Matricaria chamomilla sammelt man von Mai bis August, vorzugsweise morgens, an trockenen, windlosen Tagen; man trocknet die Blüten im Schatten, nachdem man die Köpfchen von Stielen, Blättern und den weißen Blütenblättern befreit hat. Die Stiele an den gepflückten Köpfchen sollten nicht länger als 1 bis 2 cm sein; man trocknet sie schnell und sortiert sie durch, um die Blüten, die sich vom Blütenboden gelöst haben, auszusondern.

Das Sammelgut muß sehr vorsichtig behandelt werden, da bei jedem Vorgang weitere Blüten auseinanderfallen und damit der Wert des Krautes sinkt. Man pflückt die Blüten, indem man die Pflanze mit den Fingern oder mit speziellen Holzkämmen durchkämmt.

Der genaue Zeitpunkt der Ernte hängt jeweils von der Bodenbeschaffenheit und von den Wetterverhältnissen ab.

Die Kamille und die Tierkreiszeichen

Die Kamille, so sagt Arpad Plesch, steht unter dem Einfluß der Sonne und befindet sich in Harmonie mit den Zeichen Löwe (23. Juli bis 23. August), Zwillinge (21. Mai bis 20. Juni), Stier (21. April bis 20. Mai), Krebs (21. Juni bis 22. Juli) und mit den Planeten Merkur und Venus.

Nach anderen Auslegungen wird die Kamille in erster Linie vom Einfluß des Merkur bestimmt und ist als Heilpflanze von besonderer Bedeutung für die Gesundheit der Zwillingsgeborenen. Den Geborenen dieses Zeichens, die sehr aktiv sind und die sich häufig dem Handel oder wissenschaftlichen Aufgaben verschrieben haben, ist es sehr zu empfehlen, häufig und vor allem nach den Mahlzeiten ein Gläschen Kamillenwein (siehe Seite 138) zu trinken.

Paul Righter behauptet, daß bestimmte Kräuter auf unter bestimmten Tierkreiszeichen Geborene eine besonders günstige Wirkung haben:

Für den Wassermann (21. Januar bis 19. Februar): Kamille, Minze, Hopfen, Linde, Akanthus, Majoran.

Für die Waage (24. September bis 23. Oktober): Wacholder, Pfefferminze, Kamille, Sellerie, Sassafraslorbeer.

Für die Fische (20. Februar bis 20. März): Zitronenkraut, Baldrian, Kamille, Engelwurz, Anis.

Für die Jungfrau (24. August bis 23. September): Zehrkraut, Baldrian, Schafgarbe, Borretsch, Kamille, Lakritze.

Die Gefühle der Pflanzen

Cleve Backster, ein amerikanischer Forscher und Gelehrter, der unter Verwendung des Lügendetektors Untersuchungen an Pflanzen durchführt, und Prof. Marcel Vogel, der sich auf eine Fülle von bereits durchgeführten Experimenten stützt, behaupten, festgestellt zu haben, daß die Pflanzen

Gefühle, Erinnerungsvermögen und parapsychische Fähigkeiten besitzen; sie erkennen ihren Besitzer und reagieren auf die Gedanken und Gefühle der Menschen, in deren Umgebung sie leben. Es scheint sich hierbei, so meint Backster, um eine unterste, erste Stufe der Bewußtseinsbildung zu handeln.

Die Theosophen haben sich zu dieser Auffassung schon seit etwa einem halben Jahrhundert bekannt.

Die Kamille in den Aussagen von Schriftstellern und Gelehrten von der Antike bis heute

Dioskurides

(Aus *I Discorsi di Pietro Andrea Matthioli in Venezia*, 1573, Kap. CXLVIII, Seite 594: »Von der Anthemis wie von der Camamilla«)

»Von der Anthemis gibt es drei Arten, die sich in der Blüte unterscheiden. Bei allen sind die Stengel eine Spanne hoch, dicht bestanden mit vielen gewölbten Blättern an zahlreichen kleinen, zarten Zweigen. Ihre Köpfchen sind rund: mit Blüten in der Mitte, die goldfarben sind, und mit solchen außerhalb des Mittelrunds, von denen einige weiß, andere gelb und wieder andere rot sind, in der Größe von Rautenblättern. Sie gedeiht an kargen und bescheidenen Orten, am Wegesrand. Man pflückt sie im Frühling.

Das Kraut, die Blüten und die Wurzeln haben die Kraft, zu wärmen und Flüssigkeit zu entziehen. Trinkt man ihren Sud oder setzt man sich hinein, so fördert dies die Monatsblutung, die Niederkunft, den Harn, und es treibt die Nierensteine (Nierengrieße) heraus. Man trinkt ihn bei Schmerzen in den Seiten und bei Blähungen. Sie hilft bei Gallenleiden und bei Leberbeschwerden. Bei Blasenleiden ist der Absud aller Arten wirksam (nichtsdestoweniger ist für die, die unter Steinen leiden, jene die beste, die purpurfarbene Blüten hat und die »herantemo« genannt wird). Alle Arten können angewendet werden, um Krankheiten der Augen zu heilen. Soll sie Geschwüre im Mund kurieren, kaut man sie. Manch einer benutzt sie zusammen mit Öl im Klistier. Um gelegentliches Fieber zu vertreiben, zerreibt man sie zu Pulver. Die Blüten und die Zweige werden getrennt getrocknet und zermahlen verwendet. Zwei Teile Kraut und einen Teil Blüten oder Wurzeln oder auch zwei Teile Blüten und einen Teil Kraut versetzt man mit dem doppelten Gewicht von mit Wasser verdünntem Honigwein und trinkt dies an einem Tag und am anderen wieder nicht.«

Caius Plinius der Jüngere

So äußert er sich in seiner *Historiarum Mundi,* Buch XXII, Kap. XXVI:

»Von der Anthemis oder Leucanthemon (= Weißblümchen) oder Melanthemon (= Apfelblümchen) oder Chamaimelon.

XXVI – Asklepiades lobt die Anthemis sehr. Einige nennen sie Leucantemide, andere Leucantemo und andere Erantemo, weil sie im Frühling blüht: andere ›Camamelo‹, weil sie den Duft des Apfels hat. Andere nennen sie ›Melantemo‹.

Es gibt drei Arten, die unterschiedlich nur in der Blüte sind und nicht länger als eine Spanne, mit kleinen weißen Blüten wie jene der Raute oder von der Farbe des Honigs oder purpurfarben. Auf kargem Boden oder an Wegen sammelt man sie im Frühling, und man macht gern Girlanden daraus. Die Ärzte dagegen zerstoßen die Blätter ebenso wie die Blüte und die Wurzel für Pastillen. Vom Pulver aller dieser Teile, gut miteinander vermischt, verabreicht man ein Quentchen gegen den Biß aller Schlangen.

Trinkt man den Sud, treibt er Totgeburten heraus und das Monatsblut und den Harn und die Steine. Ißt man sie, heilt sie Schwellungen, Leberleiden, Krankheiten der Galle, Fisteln und Brüche, die sich verschoben haben.

Von allen diesen Sorten ist am wirksamsten gegen die Steine jene, welche purpurfarbene Blüten hat und deren

Busch und Blätter ein wenig höher sind als die anderen. Sie ist es, die von manchen Erantemo (= Frühlingsblümchen) genannt wird.«

Pietro Andrea Matthioli

Folgendermaßen äußert er sich in seinen *Discorsi* in der Ausgabe von 1573 über die Kamille:
»In Italien nennt man sie volkstümlich ›Camamilla‹. Und obgleich es drei Arten gibt, so sind sie, nach Dioskurides, verschieden nur in der Farbe ihrer Blüten: und er sagt, daß die wertvollste für das Leiden an den Steinen jene sei, die Blüten hervorbringt, welche gelb in der Mitte und außen purpurrot sind; nichtsdestoweniger findet man in den Apotheken keine andere Kamille als jene, deren Blüte sich innen gelb zeigt und schneeweiß rundherum. Das erklärt sich nun daher, daß von dieser Art unendliche Mengen auf Wiesen und zwischen dem Getreide gedeihen, während sich die anderen beiden Arten, die nur wenige kennen und je gesehen haben, in Italien nur sehr selten finden.
Manche glauben, daß die Pflanze, die vielfach ›Adonisröschen des Vergil‹ genannt wird, die Kamille mit der purpurroten Blüte sei, die von Dioskurides Heranthemo genannt wird; aber sie täuschen sich, weil der Heranthemo Blüten hervorbringt, die in der Mitte gelb und außen purpurrot sind, wie man es bei einer Art der Margherite und gleichermaßen bei der Aster sehen kann, deren Blüten jenen des gelben Mohns gleichen.
Hier nun die Beschreibung der gewöhnlichen Kamille, der Anthemide: Sie hat Stengel, die eine Spanne lang sind, Blätter, zart wie Haare, reichlich und kurz. Die Blüten an den Enden der Zweiglein ähneln jenen der Matricaria, sind sanft duftend, und ihre Wurzel ist klein und zart.
Der Absud der Kamille, mit Zucker getrunken, ist ein sehr

nützliches Mittel für das weibliche Geschlecht. Die Blüten, die man ohne Blätter sammelt (wie ich es von dem antiken Schriftsteller Nichesone niedergeschrieben gefunden habe), zerstößelt man im Mörser und versetzt sie mit Öl und verdünnt diese Mischung noch weiter mit demselben Öl, und damit reibt man den ein, der leidet, und sie heilt sodann jedwede Form von Fieber, wenn man den Kranken sogleich einreibt und ihn in ein warmes Bett legt und gut zudeckt, damit er schwitzt. Je mehr er schwitzt, um so schneller wird er gesund.

Von der Kamille schreibt Galen im 9. Kapitel des III. Buches: In ihrer Zartheit gleicht die Kamille den Rosen, gewärmt hat sie die Vorzüge des Öls, die dem Menschen vertraut und angemessen sind. Sie hilft bei Erschöpfung besser als alles andere. Sie lindert und vertreibt die Schmerzen, sie beseitigt Geschwüre, sie hilft bei gemäßigter Hartleibigkeit und schützt vor Erkältungen. Sie senkt das Fieber, das nicht mit irgendeiner Entzündung der Eingeweide einhergeht und auch jenes, das von zu starkem Erbrechen und Durchfall herrührt.

Und so kommt es, daß die Gelehrten Ägyptens sie der Sonne weihten und sie als das einzige Heilmittel gegen alle Arten von Fieber erachteten. Doch irren sie hierin, denn sie ist nur heilkräftig bei den Fiebern, die ich genannt habe, und sie ist nur heilkräftig, wenn man ihre Säfte kocht und gut verdaut. Doch nützt sie auch bei allen anderen Übeln, die durch Niedergeschlagenheit und Schwermut verursacht worden sind und gleichermaßen bei Entzündungen der Eingeweide.«

Castore Durante

Dieser Arzt, der in Città di Castello geboren wurde, äußert sich in seinem *Herbario nuovo* aus dem Jahre 1575 folgendermaßen über die Kamille:

»Eigenschaften: Erstklassig ist sie geeignet zur Erwärmung

und zum Entzug von Flüssigkeit: in ihrer Zartheit gleicht sie der Rose, aber erwärmt werden ihre Eigenschaften ähnlicher denen des Öls, die dem Menschen vertraut und angemessen sind; deshalb hat sie auch den Vorzug, bei Mattigkeit besser zu helfen als jedes andere Mittel. Sie löst, heilt, besänftigt und lindert die Schmerzen und läßt sie seltener werden.

Innere Anwendung. Kocht man ihren Absud mit Wein auf und trinkt ihn oder verdünnt man ihn mit Wasser und setzt man sich hinein, so treibt sie das Monatsblut heraus, die Leibesfrucht, den Harn und die Nierensteine. Sie öffnet Verschlüsse der Leber und der Milz: sie lindert Schmerzen an der Blase, an der Gebärmutter, an den Nieren und in den Eingeweiden; sie heilt und beseitigt Geschwülste an den Lungen. Sie ist nützlich bei Milzschwellungen, sie erwärmt den Magen. Die Blüten, mit Essig getrunken, helfen gegen Fallsucht. Ihr destilliertes Öl hilft bei den oben genannten Dingen und ist gebärenden Frauen nützlich. Dieses Öl oder ein Aufguß ist, mit Zucker getrunken, sehr heilsam für Schmerzen in der Brust.

Äußere Anwendung. Die zusammen mit Kamillenöl in Wasser gekochten Blüten gibt man gern in Klistiere, weil sie Schmerzen in den Nieren, in der Gebärmutter, in den Einge-weiden und in der Blase lindern und heilen. Setzt man sich in ihren Absud oder verwendet man sie für Umschläge, lindern sie Schmerzen im Bauch und in der Gebärmutter.

Ihr Duft, ihr Öl und ihre Lauge stärken den Kopf und das Gehirn. Mit ihrem Absud reinigt man entzündete Wunden. Das Öl der Kamille ist für viele Dinge gut, es weitet die Poren, es hilft bei Hitzewallungen, es dämmt den Fluß der Säfte, es wirkt gegen schlechte Eigenschaften, es ist nützlich für die Nerven und für nervöse Gliederleiden, und außerdem lindert es die Schmerzen. Die Blüten, ohne Blätter gesam-melt, werden im Mörser zerstößelt und mit Öl vermischt und noch einmal mit dem gleichen Öl verdünnt, womit man sodann denjenigen einreibt, der unter welcher Art von Fieber auch immer leidet; und er wird geheilt, wenn man den Fiebernden sofort, sobald er keine Phantasien mehr hat, gut zugedeckt zum Schwitzen ins warme Bett legt.«

Kosch

Der Autor vieler Fachbücher zu dem Thema Arzneipflanzen schreibt für den Absud fünf Teelöffel Blüten der Matricaria chamomilla auf eine Tasse Wasser vor, die acht Stunden lang ziehen sollen. Mit täglicher Verabreichung von zwei Tassen dieses Absuds kann man Schmerzen aller Art lindern.

Hahnemann

Er äußert sich in bezug auf die Matricaria chamomilla folgendermaßen:
»Stark verbreitet wie sie ist, stellt sie eine Plage für unsere frisch ausgesäten Pflanzen dar. Sie blüht im Mai. Man gewinnt den Extrakt, indem man die Blütenköpfchen, die man sammelt, sobald sie zu blühen beginnen, zu gleichen Teilen mit Weingeist vermischt und mehrere Tage hindurch in verschlossener Flasche ziehen läßt, dann auspreßt und filtriert. Diese Flüssigkeit ist die Basistinktur.

Man verdünnt sie zwölfmal hintereinander nach den im Abschnitt ›Eisenhut‹ angegebenen Regeln, wobei in jedem der letzten Tropfen jeweils ein Viermillionstel der Substanz der ursprünglichen Tropfen enthalten ist.

(Mit den Verdünnungen verhält es sich folgendermaßen: In die erste Karaffe gibt man zwei Tropfen von der Basistinktur, und wenn man dabei jeweils einen Tropfen Alkohol rechnet und einen Tropfen Drogensubstanz, so ergibt dies zusammen mit den 98 Tropfen Weingeist jeweils den hun-

38

dertsten Teil. Die weiteren 23 Verdünnungen bestehen aus jeweils 99 Anteilen Weingeist und einem Tropfen von der vorangegangenen Verdünnung, wobei man im übrigen weiter so vorgeht, wie oben beschrieben.)

Dosierung: Der Arzt wird die Dosis bestimmen, aber das Übliche ist ein Tropfen oder ein halber von der letzten Verdünnung, und dieser wird sich noch als äußerst wirksam erweisen.

Wirkungsdauer: Die Wirkung hält zwei Tage an.

Gegengifte: Pulsatilla, Blauer Eisenhut, Kaffee.

Anwendung: Ganz allgemein eignet sich diese Arznei besonders gut für empfindsame Menschen, die zu Krankheiten neigen. Aufgrund dieser Eigenschaft ist sie ein Gegengift für solche Krankheiten, die durch Kaffee und durch Betäubungsmittel verursacht worden sind, deren Mißbrauch immer die Empfindlichkeit steigert. Deswegen sollte dieses Heilmittel auch nicht von solchen Personen verwendet werden, die phlegmatisch sind und deshalb zum Abwarten und zur Resignation neigen, denn sie haben aufgrund ihrer Veranlagung keinerlei Dämpfung nötig.

Aufgrund der Symptome, die sie beim Menschen bewirkt, empfiehlt sich die Kamille besonders als Mittel gegen Gallenfieber, bei Koliken mit starkem Durchfall ohne Erbrechen, bei gewissen inneren Blutungen, bei Herzklopfen und bei epileptischen Anfällen von Heranwachsenden, bei manchen Arten von Zahnschmerzen, die von Zahnfleischschwellungen begleitet sind; sie hilft, wenn Kleinkinder sich wund gelegen haben, und sie hilft bei Geschwülsten in den Brüsten. Bei drohendem Abort wirkt sie vorbeugend und heilend und besonders wirksam ist sie bei Durchfall.«

Arzneimittelkunde:
Die wichtigsten Zubereitungsarten
und Dosierungen

Pharmakologie der Matricaria chamomilla

Die Matricaria chamomilla wirkt betäubend, krampflösend, beruhigend, verdauungsfördernd, harntreibend, menstruationstreibend, schmerzstillend, wundheilend, hautreinigend. Sie hilft bei Entzündungen, Zwölffingerdarmgeschwüren, Magenschleimhautentzündungen, Magengeschwüren, Darminfektionen, Völlegefühl, nervösen Verdauungsstörungen, verzögerter Verdauungstätigkeit, Blähungen, Durchfall, Blasenkatarrh, Gallenblasenleiden, in den Wechseljahren, Unterleibsbeschwerden, bei Neuralgien, bei Regelstörungen, bei Gebärmutterentzündungen, Hämorrhoiden, bei Hysterie und bei Trigeminusneuralgien, bei Erkrankungen der Atemwege, Zahnschmerzen, Mittelohrentzündung, Mandelentzündung.

Pharmakologie der Anthemis nobilis

Die Anthemis nobilis wirkt stärkend, aromatisierend, anregend, krampflösend, fiebersenkend, menstruationstreibend, wurmabtreibend, wundstillend und entzündungshemmend. Ihre Verwendung empfiehlt sich bei nervösen Magenbeschwerden, bei Darmkrämpfen, bei Verdauungsstörungen, bei Schlaflosigkeit, bei Amenorrhöe, bei Neuralgien, bei Schleimgeschwülsten, bei Malariafieber und bei gastrischem Fieber. Äußerlich wird sie als Lotion angewandt, für Inhalationen, für Umschläge und als Duftzusatz für Vollbäder.

Wirkstoffe der Matricaria chamomilla

Die Blüten der Matricaria chamomilla haben einen angenehmen Geruch, und ihr Geschmack ist aromatisch und bitter zugleich. Sie enthalten in sehr wechselnder Menge (ca. 0,33 % bis 0,85 %) ätherisches Öl. Es ist dickflüssig, von tiefblauer Farbe, wird an der Luft und am Licht zuerst grün, dann braun und geht schließlich über in eine dickflüssige braune Masse von aromatischem Geruch und von gewürzhaftem Geschmack. Ein Hauptbestandteil ist das Azulen, das bei der Wasserdampfdestillation freigesetzt wird und das auch im Öl der Valeriana officinalis (Baldrianwurzel) und in der Artemisia absinthium (Wermutkraut) enthalten ist. Um nur einen Teil der Wirkstoffe aufzuzählen: Bisabolol, Bisabololoxid A, Bisabololoxid B, Chamazulen, das Proazulen Matricin, Farnesen, Farnesoloid, Myrcen, Cadinen, n-Caprinsäure, Geraniol, Perilalkohol, Triacontan, Caprylsäure und Salycilsäure, Polyine, Flavone, Cholin, ein Polysaccharid, Aminosäuren, ein Bitterstoff, Phytosterin, Phytosteringlycosid, Fettsäuren wie Öl-, Linol-, Cerotin-, Palmitin und Stearinsäure, Nikotinsäure, Chlorogensäure, Vitamin B_1 und C, Fructose u.a.

Wirkstoffe der Anthemis nobilis

Die Droge ist enthalten in den Blütenköpfchen, die man sammelt, wenn sie noch klein und noch nicht vollkommen aufgeblüht sind, die einen stark aromatischen Duft haben und die man, sobald man sie getrocknet hat, an einem licht- und feuchtigkeitsgeschützten Ort aufbewahren sollte. Sie enthalten ein ätherisches Öl (zwischen ca. 0,2 % und 2,3 %), das zuerst blau ist und dann rotbraun wird, von charakteristischem, angenehmem Geruch und aromatischem Geschmack.

Auch die Anthemis nobilis enthält eine ganze Reihe von Komponenten: im wesentlichen ein Gemenge von Butyl-, Amyl- und Hexyl-Äthern der Isobuttersäure, Angelicasäure und Methylcrotonsäure mit Anthemidol, einen kristallisierbaren Bitterstoff u.a.

Kamillenaufguß

Man gibt einen Eßlöffel voll Kamillenblüten auf eine Tasse kochendes Wasser. Den abgeseihten Aufguß trinkt man eine Stunde vor dem Schlafengehen. Er wirkt sedativ, erleichtert das Einschlafen und führt im Unterschied zu vielen anderen Beruhigungsmitteln zu keinerlei Gewöhnung. Man trinkt ihn mit oder ohne Zucker, wenn man unter nervöser Schlaflosigkeit, unter Verdauungsstörungen oder Magenschmerzen leidet. Bei Neuralgien und bei besonders heftigen Erregungszuständen kann man bis zu fünf Tassen pro Tag von diesem Aufguß trinken.

Damit der Kamillenaufguß seine volle Wirksamkeit entwickelt, darf die Dosierung auf keinen Fall niedriger sein als ein Eßlöffel Droge pro Tasse Wasser, und man sollte den Aufguß mindestens eine halbe Stunde lang ziehen lassen.

Kamillensud

25 g Kamillenblüten läßt man 15 Minuten in 100 ml Wasser aufkochen und seiht dann ab. Dieser Absud eignet sich hervorragend für Umschläge gegen Gelenkschmerzen, Verstauchungen, Krämpfe oder Neuralgien. Man verwendet ihn auch für Augenbäder und Spülungen bei geröteten Augen, zum Ausspülen des Mundes bei entzündetem Zahnfleisch und zum Aufhellen der Haare.

Kamillenpackung

Acht bis zehn Blätter Gartenkresse oder Mangold oder Kohlblätter zerkleinern, nachdem man die Mittelrippen entfernt hat. Zwei Eiweiß zu einem sehr festen Schnee schlagen. Alles miteinander vermischen, die Masse gleichmäßig auf den Mittelteil eines Seihtuches (da Leinen zu fest gewebt ist) verteilen, und dann die Seitenteile darüber schlagen.

Man übergießt diese Packung mit einem Gläschen Kamillenabsud oder einem Gläschen Aufguß von der Matricaria chamomilla oder von der Anthemis nobilis. Wichtig dabei ist, daß man die Packung direkt auf die Haut auflegt.

Kompressen

Man nimmt ein viermal gefaltetes Stück Flanell oder ein Stück Watte, taucht es in die vorbereitete Flüssigkeit und legt die Kompresse direkt auf die Haut auf.

Hand- und Fußbäder

Man bringt zwei Liter Wasser zum Kochen, läßt es dann fünf Minuten stehen und gibt in diese zwei Liter eine Handvoll der vorbereiteten Kräuter hinein. Ziehen lassen und dann abgießen. Man hebt diesen Ansatz in einer fest verschlossenen Flasche auf; will man die Mischung verwenden, erhitzt man sie, ohne sie zum Kochen zu bringen und ohne weiteres Wasser hinzuzugeben. Dieser Ansatz ist ausreichend für acht Tage.

Verwendungsmöglichkeit: Morgens nüchtern ein acht Minuten dauerndes Fußbad, so heiß, wie man es verträgt.

Abends vor dem Essen ein acht Minuten währendes Hand-
bad, so heiß, wie man es verträgt.

Augentropfen

Man bereitet einen Aufguß von der Anthemis nobilis in
einer Mischung von 1 zu 100, dessen Verwendung anzura-
ten ist bei Bindehautentzündungen und bei Entzündungen
der Augenlider.

Kräuterbäder

a) Absud von der Matricaria chamomilla einem lauwarmen
   Bad zugesetzt, lindert den Juckreiz bei eitrigem Hautausschlag und Ekzemen und beschleunigt die Narbenbil-
   dung.
b) Zur Stärkung des Organismus und zur Entspannung
   empfiehlt es sich, eine Handvoll Anthemis nobilis ins
   Badewasser zu geben; man kann nach Belieben noch eine
   Handvoll Salbei oder Origano hinzufügen.

Olivenöl mit Matricaria chamomilla (Echter Kamille)

a) Für Massagen von rheumabefallenen Körperbereichen.
   Man erhitzt 80 g gutes Olivenöl im Wasserbad, gibt eine
   Handvoll Blüten der Matricaria chamomilla hinein und
   läßt alles zusammen zwei Stunden vor sich hin sieden.
   Anschließend passiert man die Masse durch ein weißes
   Gazetuch.
b) Zum Einreiben von Körperstellen, die aufgrund von
   Rheuma, Krämpfen oder Zerrungen weh tun. 60 g ge-
   trocknete Blüten der echten Kamille (Matricaria chamo-

milla) läßt man in einem halben Liter gutem Olivenöl ziehen, indem man das Gefäß (aus durchsichtigem Glas) für zwei bis drei Tage in die Sonne stellt. Anschließend gießt man die Mischung in einen kleinen Kochtopf und erhitzt sie zwei Stunden lang im Wasserbad. Durchseien und vor Gebrauch wieder im Wasserbad erhitzen.

Olivenöl mit Anthemis nobilis (Römischer Kamille)

a) 20 g Blütenköpfchen der Anthemis nobilis werden in 100 g gutes, möglichst frisch gepreßtes Olivenöl gegeben und zusammen im Wasserbad erhitzt. Einige Stunden lang im Wasserbad vor sich hin sieden lassen.
Anwendung: Für Einreibungen gegen Gelenkschmerzen, Neuralgien und Koliken.

b) Kampferhaltiges Anthemis-nobilis-Öl für Einreibungen gegen Rheumatismus:
getrocknete Blüten der römischen Kamille
940 g gutes Olivenöl
15 g Kampfer
Die Anthemis-Blüten mit 500 g Öl zwei Stunden lang im Wasserbad ziehen lassen; den Kampfer in einem Eßlöffel denaturiertem Alkohol auflösen und mit dem restlichen Öl vermischen; anschließend die beiden Teile miteinander vermischen.

Kamillenessenz (Kamillenöl)

Die Droge enthält ätherisches Öl mit dem entzündungshemmenden, dunkelblauen Kohlenwasserstoff Azulen. Dieser Hauptwirkstoff ist in der inaktiven Vorstufe Pro-Azulen C vorhanden und wird erst bei Temperaturen von über 90 Grad in das wirksame Cham-Azulen umgewandelt. Man kann Azulen-Lösung (Kamillosan) auch fertig kaufen.

Die Kamillenessenz hilft (in kleinen Dosierungen) gegen Neuralgien und Appetitlosigkeit. Die gebräuchlichste Methode zur Gewinnung der Essenz ist die Herstellung eines Auszugs. Destilliert werden kann mit Wasser oder Wasserdampf unter normalem oder unter Vakuumdruck. Bei der Wasserdampfdestillation kondensiert die im Ausgangsprodukt enthaltene Essenz in der Kühlapparatur zu einer wässerigen Flüssigkeit. Dort sondert sich die Essenz in einem Klärvorgang von dieser Flüssigkeit ab, da sie nicht mit Wasser bindet. (Die so erhaltene Essenz wird dann von den schleimhaltigen, harzigen, fettigen Substanzen sowie vom Restwasser, das immer noch enthalten ist, durch Klärung oder Filterung gereinigt.)

Angesichts der hohen Energiekosten kommen Verfälschungen relativ häufig vor. Sie bestehen meist in der Hinzufügung verschiedener Fremdsubstanzen wie Alkohol, Getreide, Terpentinöl oder billiger synthetischer Produkte.

Kamillentinktur

a) Man bereitet die folgende Mischung:
   100 g Kamillenblüten,
   ½ l 60prozentiger Alkohol,
   25 g Wermutblüten,
   25 g gemahlener Zimt.
   Zehn Tage ziehen lassen und dann abseihen.
   Anwendung: Man kann die Tinktur ganz allgemein für alle Krankheiten verwenden, für die die Kamille Heilkraft besitzt.
b) 20 g flüssigen Kamillenauszug in 80 ml siebzigprozentigem Alkohol ansetzen. Einen Tag ziehen lassen.
   Anwendung: siehe oben.
c) Man bereitet die folgende Mischung:
   10 g Kamillenblüten

20 g Salbeiblätter
Fünf Minuten in einem halben Liter Wasser aufkochen lassen und fünf Eßlöffel Honig hinzufügen.
Anwendung: Gläschenweise während des Tages trinken.

Kamillensirup

a) 10 g Kamillenauszug mit 90 g Zuckersirup vermischen.
Dosierung: Drei oder vier Eßlöffel pro Tag.
b) 80 g Kamillenköpfchen acht Tage in einem Liter Marsala ziehen lassen.
Dosierung: Zwei oder drei Gläschen pro Tag.

Pulverisieren

Man kann auf diese Weise sowohl die Echte als auch die Römische Kamille pulverisieren. Man mahlt die Blüten zusammen mit einer ausreichenden Menge Zucker in der sorgfältig gereinigten Kaffeemühle (das ist besser als im Mixer).

Pulver von der Echten Kamille

a) Man nimmt 5 g Kamillenpulver mit Honig (auf die Reinheit achten!) oder mit Marmelade.
b) Man kann die Kamille auch in Form von Tabletten einnehmen, indem man das Pulver zu gleichen Teilen mit Zuckersirup vermischt.

Pulver von der Römischen Kamille

Anwendung: 0,5 g Anthemis-nobilis-Pulver als Magenmittel.

Tiefkühlen

Die Kräuter lassen sich auch tiefkühlen. Man taucht das Kräuterzweiglein zuerst schnell in kochendes Wasser und dann in kaltes Wasser. Anschließend legt man die Kräuter auf ein Leintuch und überdeckt sie mit einem zweiten Tuch. Mit der flachen Hand streicht man leicht darüber, um sie auszudrücken. Dann wickelt man sie in Folie und legt sie in die Tiefkühltruhe. Am besten wickelt man immer nur wenige Zweige oder sogar einzelne Zweige ein, damit man die benötigte Menge nach Bedarf entnehmen kann, ohne zu viele Blüten zu vergeuden. Man taut die Kräuter genau wie andere Lebensmittel vor Gebrauch auf.

Kamillenküchlein

Man kann die Kamillenblüten mit Eiern zu einem Teig vermischen und kleine Pfannkuchen daraus backen. Sie sind gedacht als Mittel gegen Frauenschmerzen.

Dieses Rezept stammt von Jacopo Albertazzi, der im Jahre 1790 in Vercelli ein Werk druckte mit dem Titel »Il padre di famiglia in casa ed in campagna« (Der Familienvater zu Hause und auf dem Felde).

Rezepte

Richtlinien für die Benutzung des Rezeptteils

Die in den Rezepten angegebenen Pflanzen können frisch oder getrocknet verwendet werden, aber da der Rezeptteil im Prinzip von frischen Pflanzen ausgeht, ist es wichtig, jeweils den Gewichtsunterschied zu berücksichtigen:

100 g frische Blüten entsprechen 25 g getrockneten,
100 g frische Blätter entsprechen 25 g getrockneten,
100 g frische Kräuter entsprechen 25 g getrockneten,
100 g frische Wurzeln entsprechen 35 g getrockneten,
100 g frische Schalen bzw. Rinden entsprechen 50 g getrockneten,
100 g frische Stengel entsprechen 50 g getrockneten.

Wo ausdrücklich von frischen Pflanzen gesprochen wird, sollte man sie nicht durch getrocknete ersetzen. Wenn im Rezept keine spezielle Zeitangabe gemacht wird, kann man die Dauer der Kur mit rund 30 Tagen ansetzen. Es empfiehlt sich in jedem Fall, die Kur nach etwa 10 Tagen zu wiederholen.

Dosierung

Aufgüsse oder Absude sind Arzneien wie alle anderen. Eine erhöhte Dosis verstärkt also keineswegs die Wirkung der Arznei; im Gegenteil empfiehlt es sich, besonders bei Kindern, im Zweifelsfall die Dosis eher herabzusetzen als zu steigern. Die Höchstmengen, die ein Erwachsener pro Tag vertragen kann, sind:

30 ml Römische Kamille (Aufguß),
1 bis 3 g Römische Kamille (Öl),
30 ml Echte Kamille (Aufguß),
1 bis 3 g Echte Kamille (Öl).

Dosierungen ohne zusätzliche Angaben gelten für Erwachsene im Alter von 21 bis 50 Jahren und für einen Kurtag. Sie müssen herabgesetzt werden auf:

$\frac{1}{30}$ für Neugeborene,
$\frac{1}{20}$ für Kinder im Alter bis zu 2 Jahren,
$\frac{1}{10}$ bis zu 4 Jahren,
$\frac{1}{5}$ bis zu 9 Jahren,
$\frac{1}{2}$ bis zu 13 Jahren,
$\frac{2}{3}$ bis zu 15 Jahren,
$\frac{3}{4}$ bis zu 20 Jahren,
$\frac{3}{4}$ über 50 Jahre,
$\frac{2}{3}$ über 70 Jahre.

Für alte Frauen und kleine Mädchen reduziert man die oben genannten Mengen noch einmal um ein Drittel.

Annähernde Gewichtsumrechnung der Mengenangaben

1 Prise = 1 bis 2 g, 1 Teelöffel = 2 g, 1 Eßlöffel = 5 g,
1 Handvoll = 25 bis 30 g.

Die günstigsten Einnahmezeiten für die Arzneien

Morgens nüchtern: Abführmittel, Mittel gegen Darmstörungen, Mittel gegen Blähungen, Mittel gegen Magensäure, Blutreinigungsmittel, harntreibende Mittel.
10 bzw. 16 Uhr: Hustenmittel, Fiebermittel, Mittel gegen

Rheumatismus und Gelenkschmerzen, herzberuhigende Mittel, Stopfmittel.

Eine halbe Stunde vor den Mahlzeiten: appetitanregende Magenbitter und Magenmittel.

Zu Beginn der Mahlzeit: Lebertran und Phosphate.

Während der Mahlzeit: Grippemittel.

Zu Mitte der Mahlzeit: schlecht verdauliche Substanzen.

Nach der Mahlzeit: verdauungsfördernde Mittel, Mittel gegen Magensäure und gegen Fermentbildung.

Eine halbe oder eine Stunde nach der Mahlzeit: Mittel gegen Magenschmerzen.

Zwischen den Mahlzeiten: Säfte und andere Präparate gegen Husten und Rheuma.

Zeitlich nicht zu dicht an den Mahlzeiten: Klistiere.

Vor dem Schlafengehen: Beruhigungsmittel, leichte Abführmittel, kreislaufstärkende Mittel.

In regelmäßigen Abständen: schleimlösende Mittel.

Zu beachten: Jede Kur sollte unbedingt von einer entsprechenden Diät begleitet werden.

Die günstigsten Einnahmezeiten nach dem Kalender

Bei abnehmendem Mond oder direkt nach dem Vollmond beginnt man Blutreinigungsmittel und Abführmittel zu nehmen. Alle anderen Arzneien beginnt man bei zunehmendem Mond zu nehmen, vom Neumond bis zum Vollmond.

Zusammenfassend: reinigende Mittel nimmt man bei abnehmendem Mond, andere Arzneien bei zunehmendem Mond.

Kontraindikationen

Die Echte Kamille ist schädlich für Schwangere. Bei Durchfall sollte man sie nicht im Zusammenhang mit Chinarinde, Metallsalzen und Nüssen verwenden.

Die Römische Kamille bewirkt in zu hohen Dosierungen Brechreiz.

Rezepte für Arzneimittel

Aerophagie (Luftschlucken): siehe Magen
Akne: siehe Hautkrankheiten
Amenorrhöe: siehe Regelstörungen
Angstzustände: siehe Nervensystem

Atemwege

Bronchitis, Akute
Entzündung der mittleren und kleinen Luftröhrenäste
(Bronchien), die vor allem im Frühjahr und im Herbst und
vor allem bei Kindern und älteren Leuten auftritt. Verbunden mit Atemschwierigkeiten, Husten, auch Schnupfen,
Brustschmerzen, oft auch Fieber. Sie kann verursacht sein
durch Verkühlungen, Feuchtigkeit und verschiedenerlei Rei-
zungen.
Man bereitet die folgende Mischung:
10 g Kamillenblüten,
10 g Melissenblätter,
10 g Orangenblätter,
20 g Eukalyptusblätter.
Diese Mischung in einen Liter Wasser geben, zehn Minuten
ziehen lassen und abseihen.
Dosierung: Drei Täßchen pro Tag, nicht zu den Mahlzeiten.

Erkältung

Entzündungen der Nasenschleimhaut, des Rachens und der Atemorgane, verursacht durch Feuchtigkeit, Verkühlung und ähnliches.

a) In einem Liter kochendem Wasser 15 Minuten lang ziehen lassen:
   80 g Kamillenblüten.
   Dosierung: Drei Tassen pro Tag.

b) In einem Liter kochendem Wasser die folgende Mischung 20 Minuten lang ziehen lassen:
   10 g Lindenblüten,
   15 g Kamillenblüten,
   25 g Holunderblüten (getrocknet).
   Dosierung: Eine Tasse nach Bedarf.

c) Man läßt die folgende Mischung drei Minuten in einem halben Liter Wasser kochen und seiht sie dann ab:
   15 g Kamillenblüten,
   15 g Lindenblüten,
   15 g Minzenblätter,
   10 g Zwiebelknolle.
   Dosierung: Man trinkt pro Tag zwei bis drei kleine Tassen, so heiß wie möglich und gezuckert nach Geschmack.

d) Schweißtreibendes Mittel (siehe entsprechendes Stichwort) auf Kamillenbasis. Zum Schwitzen hüllt man sich in heiße Tücher. Steigt die Körpertemperatur trotzdem weiter an, bereitet man eine Mischung aus den folgenden fiebersenkenden Pflanzen:
   1 Prise Knoblauch,
   1 Prise Kamille,
   1 Prise Eukalyptus,
   1 Prise Tausendgüldenkraut,
   1 Prise Wermut

Mit einer Tasse kochenden Wassers übergießen, kurz ziehen lassen, abseihen und heiß trinken.

Grippe
Sie äußert sich mit Kopfschmerzen, Schwere und Schmerzen in den Gliedern, Schüttelfrost, Fieber.
In einen Liter Wasser geben und 24 Stunden ziehen lassen:
15 g Kamillenblüten.
Dosierung: Drei Tassen pro Tag.

Heuschnupfen
Er tritt im Frühjahr auf und wird durch Substanzen bewirkt, die die Atemwege reizen, wie Heu und Blütenstaub.
Man bereitet die folgende Mischung:
30 g Augentrost,
20 g Ysop (Blätter und Blüten),
10 g Baldrian (Blätter),
10 g Wermutblüten,
10 g Kamillenblüten.
15 g von dieser Mischung in 400 ml kochendes Wasser geben, 20 Minuten ziehen lassen und dann abseihen.
Dosierung: Drei Tassen pro Tag. Beginn der Kur: drei Monate, bevor mit Ausbruch der Allergie zu rechnen ist.

Husten
Die Luft aus den Lungen wird durch die krampfhaft verengte Stimmritze ausgestoßen, wodurch ein tönendes Geräusch entsteht. Er beruht auf einer Reizung der Schleimhaut der Luftwege und dient dazu, sie von Fremdkörpern zu befreien.
Man bereitet die folgende Mischung:
40 g Salbeiblätter,
30 g Kamillenblüten,
10 g Venushaar (ohne Wurzeln).
Die Kräuter gut miteinander vermischen, einen halben Liter kochendes Wasser darübergießen, zudecken und 20 Minuten ziehen lassen. Abseihen, 50 g Honig hinzufügen und abkühlen lassen.
Dosierung: Fünf bis sieben Teelöffel pro Tag.

Schnupfen

Entzündung der Nasenschleimhaut, verbunden mit Schleim-
absonderung und begleitet von Niedergeschlagenheit,
Schwächegefühl und Fieber.

a) Man bereitet aus Kamillenblüten einen konzentrierten
   Absud für Umschläge und Inhalationen.

b) Man vermischt die folgenden Kräuter miteinander:
   10 g Kamillenblüten,
    5 g Kornblumen,
   10 g Süßholzwurzel (pulverisiert),
    5 g Spitzwegerichblätter,
   10 g Holunderblüten,
   10 g Lindenblüten,
    5 g Huflattichblüten.
   Diese Mischung in einen Liter Wasser geben, eine halbe
   Stunde ziehen lassen und abseihen.
   Dosierung: Alle drei Stunden – nicht zu den Mahlzeiten
   – eine kleine Tasse heiß trinken.

Sinusitis (Nasennebenhöhlenentzündung)

Entzündung der Nasennebenhöhlen infolge eines akuten
Schnupfens oder einer chronischen Erkältung. Manchmal
kann die Ursache auch eine Zahn- oder eine Grippeerkran-
kung sein.

a) 40 Minuten in einem Liter kochendem Wasser ziehen
   lassen:
   15 g Kamillenblüten.
   Anwendung: Ab und zu eine Tasse von dem Absud heiß
   trinken. Aus den Kamillenblüten bereitet man einen heißen Umschlag, den man fest um den Kopf wickelt. Die
   Wirksamkeit der Behandlung läßt sich steigern, indem
   man den Körper des Kranken in ein großes Frottiertuch
   einhüllt, das eine Art Isolierschicht bildet und die Kör-
   perwärme länger bewahrt.

b) Die folgende Mischung in wenig Wasser zehn bis fünfzehn Minuten kochen, bis sie zu Brei geworden ist:
100 g Bockshornklee (gemahlene Samen),
 50 g Weizenmehl,
100 g Florentiner Schwertlilie (Blätter),
 50 g Kamillenblüten (pulverisiert).
Anwendung: Man hüllt den Brei in ein Stück Leinen und
legt diesen Umschlag auf die entzündete Stelle auf.

Augen

Augenreizung

a) Man macht 15 Tage hindurch täglich lauwarme Packungen mit einem Aufguß der Anthemis nobilis. Als An-
schlußbehandlung reibt man die Augenlider regelmäßig
jeden Abend vor dem Schlafengehen mit Mandelöl ein,
bis die Reizung verschwunden ist.
b) Man gibt einen Eßlöffel voll zerkleinerter Orangenschale
in eine Tasse kochenden Kamillenaufguß.
Anwendung: Für Kompressen.

Augenringe

Sie werden meist verursacht durch Schlaflosigkeit, Überanstrengung, Weinen, nervöse Störungen, Leberleiden.
Man bereitet einen Kamillenaufguß. Einen mit der Flüssigkeit getränkten Wattebausch legt man für einige Minuten
auf die Augen.

Bindehautentzündung
Sie kann durch Lichtreiz, Rauch, Fremdkörper, Gifte, Krankheitserreger hervorgerufen werden. Sie äußert sich meist in Rötung, Brennen, Sandkorngefühl, Lichtscheu und vermehrter Absonderung.
Man bereitet die folgende Mischung:
20 g Kamillenblüten,
10 g Fenchelknolle,
 5 g Honigklee (Blüten).
Man zerstößelt die Kräuter möglichst fein und läßt sie in einem Liter Wasser fünf Minuten lang aufkochen. 15 Minuten ziehen lassen und noch einmal acht bis zehn Minuten aufkochen. Abseihen.
Anwendung: Als Augentropfen, die man zweimal täglich in die Augen träufelt.

Entzündete, tränende, eitrige Augen
a) Zweiprozentiger Kamillenaufguß für Bäder; vierprozentiger Absud für Bäder und Kompressen.
b) Man bereitet die folgende Mischung:
   3 g Kamillenblüten,
   3 g Honigklee (Blütenspitzen),
   3 g Orangenblüten.
   Man gibt diese Mischung in 100 ml kochendes Wasser. Abkühlen lassen und anschließend abseihen.
   Anwendung: Dreimal täglich zwei bis vier Tropfen in die Augen träufeln, bis die Entzündung abklingt.

Gerötete Augen
a) Man träufelt einige Kamillen-Augentropfen in die Augen (siehe »Entzündete, tränende, eitrige Augen«, unter b).
b) Man legt Kompressen auf die Augen, die man in Kamillenaufguß getaucht hat.
c) Kamillenblüten in ein Gazesäckchen einnähen; in Wasser erhitzen und zehn Minuten auf die Augen legen.

d) Wenn die Augenrötung durch äußere Ursachen (Staub, Kälte, Wind, Fremdkörper) hervorgerufen worden ist, bereitet man aus der folgenden Mischung und einer Tasse kochendem Wasser eine Infusion:
10 g Kamillenblüten,
10 g Augentrost (ganze Pflanze),
20 g Walnußblätter.
Anwendung: Für Kompressen und Augenbäder, die man dreimal täglich machen sollte.

Gerötete Lider
a) Man bereitet aus zwei Prisen Kamillenblüten einen Aufguß. Für Augenbäder und Kompressen, die man morgens und abends auflegt.
b) Gegen geschwollene Lider: Man läßt ein Glas Kamillenblüten in einem Liter kochendem Wasser ziehen.
Anwendung: Für Augenbäder und Waschungen.
c) Man bereitet die folgende Mischung:
10 g Kamillenblüten,
10 g Augentrost (ganze Pflanze),
10 g Rosmarin (Blütenspitzen).
Man gibt diese Mischung in einen Liter kochendes Wasser; 20 Minuten ziehen lassen und dann abseihen.
Anwendung: Wattebausche in diesen Aufguß tauchen und auf die Augen auflegen.
d) Man bereitet die folgende Mischung:
5 g Kamillenblüten,
5 g Teeblätter.
Man schüttet diese Zutaten in eine Tasse kochendes Wasser; nach fünf Minuten abseihen.
Anwendung: Wattebausche mit dieser Flüssigkeit tränken und auf die Augen auflegen.

Lichtempfindlichkeit

a) Man bereitet einen Inhalationsabsud aus 40 g Kamillenblüten, die man in 300 ml Wasser gibt.

b) Man bereitet die folgende Mischung:
   3 g Augentrost (ganze Pflanze),
   5 g Lavendelblüten,
   10 g Honigklee (Blütenspitzen),
   5 g rote Rosen (Blütenblätter),
   5 g Nelken (Blütenblätter),
   3 g Salbeiblätter,
   3 g Raute (Blütenspitzen).

Aus zwei Teelöffeln dieser Mischung und einem halben
Liter kochendem Wasser bereitet man einen Aufguß.
Nach 30 Minuten durch ein Gazetuch abseihen.
Dosierung: Ein Glas pro Tag.
Anwendung: Als Augenwasser für Bäder und für Kom-
pressen, die man eine Stunde lang auf den Augen läßt.

Lidentzündung

Entzündung der Lidränder. Diese Krankheit kommt sehr
häufig vor und kann vielfältige Ursachen haben: mangelnde
Hygiene, geschwächte Konstitution, Rauch, Wind oder
auch Schminke.

Man kocht einen Eßlöffel der folgenden Mischung mit
einem halben Liter Wasser zu einem Aufguß auf:
30 g Kamillenblüten,
30 g Schachtelhalm (Zweiglein),
20 g Spitzwegerichblätter,
40 g Anemonenwurzel.
Dosierung: Man macht mit diesem Aufguß drei Augenbäder
täglich – morgens, mittags und abends.

Müde Augen

a) Man bereitet einen Aufguß aus der folgenden Kräutermischung:

1 Prise Malvenblätter,
1 Prise Anthemis nobilis (Blüten),
2 Prisen Kornblumenblüten,
2 Prisen Rosen oder Veilchen, Blütenblätter.
Anwendung: Man legt Kompressen auf die Augen, die man mit diesem Aufguß getränkt hat.
b) Man bereitet die folgende Kräutermischung:
10 g Rosen (Blütenblätter),
10 g Anthemis nobilis (Blüten),
10 g Kornblumenblüten,
10 g Eibischblüten.
Man läßt diese Mischung zehn Minuten in einem Liter kochendem Wasser ziehen und seiht sie dann ab.
Anwendung: Für Kompressen und Augenbäder bzw. -waschungen.
c) Man bereitet einen zwei- bis dreiprozentigen Aufguß aus Kamillenblüten.
Anwendung: Für Kompressen.

Sehschwäche und Kurzsichtigkeit
Übermüdung kann auch bei gesunden Augen zu einem Nachlassen der Sehkraft führen.
a) Man bereitet die folgende Mischung:
8 g Kamillenblüten,
4 g Rautenblätter,
4 g Augentrost (ohne Wurzeln).
Man läßt diese Mischung 50 Minuten in einem halben Liter kochendem Wasser ziehen; anschließend gut absehen.
Anwendung: Man bereitet mit dieser Flüssigkeit Kompressen.
b) Man läßt in einem Viertelliter kochendem Wasser die folgende Mischung 25 Minuten lang ziehen:
10 g Rosmarinblüten,
5 g Fenchelsamen,

10 g Rautenblätter,
10 g Kamillenblüten,
10 g Augentrost (ohne Wurzeln).
Anwendung: Man seiht die Flüssigkeit ab und verwendet sie für Kompressen. Die Kompressen läßt man auch nachts auf den Augen.

Wie man den Augen Glanz verleiht
Man bereitet einen fünf- oder achtprozentigen Kamillenaufguß. Diesen Aufguß verwendet man für Kompressen, die man vor dem Schminken auf die Augen auflegt.

Xanthom
Gelblicher Fleck im Innenwinkel des Auges oder an anderen Stellen des Körpers. Es handelt sich hierbei um eine gutartige Neubildung der Haut aus mit Lipoiden (v.a. Cholesterin) angefüllten Zellen, die häufig auf Störung des Fettstoffwechsels beruht.
Man bereitet einen zwei- bis dreiprozentigen Aufguß aus Kamillenblüten. Mit einem Wattebausch, den man mit dieser Flüssigkeit getränkt hat, befeuchtet man vorsichtig die befallene Stelle.

Augenbrauen

Sind die Augenbrauen aufgrund mangelhafter Drüsenfunktion zu spärlich oder sind sie von Natur aus zu dünn ausgefallen, dann gibt man die fehlenden Hormone zu; man kann natürlich auch einfach mit Schminke ausgleichen.
Wachstumsförderlich kann auch die Anwendung von Kompressen sein, die man mit einem Aufguß aus zwei Prisen Kamillenblüten und 100 ml Wasser bereitet.

Ausfluß: siehe Regelstörungen

Bauchschmerzen: siehe Darm
Bauchschmerzen bei Kindern: siehe Säuglinge und Klein-
kinder
Beruhigungsmittel: siehe Nervensystem
Bindegewebeentzündung: siehe Muskeln und Knochen
Bindehautentzündung: siehe Augen
Blähungen: siehe Darm und Koliken (Magen- und Darm-
koliken)
Blonde Haare: siehe Haare
Blonde Reflexe: siehe Haare

Blutandrang

Übermäßiger Blutzufluß in einen Bereich des Körpers; führt
zu Unwohlsein.
a) Aus zwei Prisen Kamillenblüten und 150 ml kochendem
   Wasser einen Aufguß bereiten. Einige Stunden ziehen
   lassen und dann abseihen.
   Dosierung: Ein kleines Glas pro Tag, nicht zu den Mahlzeiten.
b) Man bereitet die folgende Mischung:
   5 g Tausendgüldenkraut,
   5 g Schachtelhalm (Stengel),
   10 g Lavendelblüten,
   10 g Ehrenpreiskraut.
   Man läßt diese Mischung 15 Minuten lang in einem Liter
   kochendem Wasser ziehen, fügt dann 10 g Kamillenblüten hinzu, läßt noch einmal eine Stunde lang ziehen und
   seiht dann ab.
   Dosierung: Morgens und abends je ein Gläschen.

Bluthochdruck oder Hypertonie

Man bezeichnet sie als primär, wenn sie durch nicht genau zu diagnostizierende Ursachen hervorgerufen wird. Als sekundär bezeichnet man sie hingegen, wenn sie aus einer bereits vorher vorhandenen Krankheit heraus entsteht, wie zum Beispiel leichte Erregbarkeit, Verdauungsstörungen, Fettleibigkeit, Erbfaktoren.
Man bereitet die folgende Mischung:
10 g Weißdornblüten,
 5 g Hirtentäschel (Blüten),
 5 g Kamillenblüten,
 5 g Fenchelknollen,
 5 g Erdrauch (Blätter),
 5 g Lavendelblüten,
 5 g Honigklee (Blüten),
 5 g Minzenblätter,
 5 g Passionsblume (ganze Pflanze),
 5 g Sennesstrauch (Blätter).
Man gibt diese Mischung in einen Liter kochendes Wasser, läßt sie 20 Minuten darin ziehen und seiht dann ab.
Dosierung: An 20 Tagen im Monat trinkt man zwei bis drei Gläschen täglich.

Brechdurchfall: siehe Darm

Brechmittel

Man wendet dieses Mittel an, um die Entleerung des Magens von bestimmten Speisen oder Giften zu bewirken. Geschwächten oder herzkranken Patienten sollte man dieses Mittel nicht verabreichen.
Man läßt die folgende Mischung in einem halben Liter kochendem Wasser ziehen:

10 g Schlüsselblumenblüten,
10 g Kamillenblüten,
10 g Blätterschwamm,
10 g Minzenblätter.
Anwendung: Alle 15 bis 20 Minuten ein kleines Glas.

Bronchitis, akute: siehe Atemwege

Couperose: siehe Hautpflege und Hautkrankheiten

Darm

Bauchschmerzen

a) Man läßt 100 g Kamillenblüten 20 Minuten in zwei Liter kochendem Wasser ziehen. Man verwendet diesen Absud für heiße Kompressen, die man auf den Bauch auflegt.

b) Man bereitet die folgende Mischung:
   5 g Fenchelknolle,
   10 g Kamillenblüten,
   5 g Lindenblüten.
   In einen halben Liter kochendes Wasser geben, ziehen lassen und dann abseihen.
   Dosierung: Zwei oder drei Gläschen pro Tag.

c) Man bereitet die folgende Mischung:
   ½ Handvoll Leinsamen,
   ½ Handvoll Eibisch (Wurzel),
   2 Prisen Kamillenblüten.
   Man gibt diese Mischung in 1/3 Liter kochendes Wasser; ziehen lassen und dann abseihen.
   Anwendung: Für Klistiere.

Blähungen oder Meteorismus
Dehnungen des Magen-Darm-Kanals durch Darmgase. Sie bestehen aus Kohlendioxyd und entstehen durch Gärung nach Genuß bestimmter Speisen, können aber auch verursacht sein durch Magen-, Darm- oder Lebererkrankungen und können als Begleiterscheinungen bei Bauchfellentzündungen oder Nieren- und Leberkoliken auftreten.
Man bereitet die folgende Mischung:
10 g Orangenblätter,
10 g Kamillenblüten,
10 g Koriandersamen,
10 g Zitronenschale.
Man bereitet aus dieser Mischung und einem halben Liter kochendem Wasser einen Aufguß. 15 Minuten ziehen lassen und dann abseihen.
Dosierung: Man trinkt eine kleine Tasse davon nach den Hauptmahlzeiten.

Brechdurchfall
Er kommt besonders häufig bei Kindern vor und wird meist verursacht durch Muttermilch, sommerliche Hitze oder mangelnde Hygiene.
Man bereitet aus Kamillenblüten einen fünfprozentigen Aufguß.
Anwendung: Äußerlich, für Klistiere.

Darmentzündung, leichte
Sie ist häufig begleitet von Blähungen.
a) Man bereitet einen Aufguß aus einer Prise Kamillenblüten und einer Tasse kochendem Wasser und vermischt ihn mit heißem Leinsamenbrei. Man schlägt diese Mischung in ein Leintuch ein, bestreut sie noch mit Kamillenblüten und legt sie auf den Bauch auf. In schwereren Fällen sollte man Kamillenpackung und Kamillentrank gleichzeitig anwenden.

b) Man gibt einen Eßlöffel zerstößelte Kamillenblüten in einen Liter kochendes Wasser. Man läßt die Flüssigkeit abkühlen und seiht sie dann ab.
Anwendung: Für Klistiere.
c) Führen die oben beschriebenen Arzneien zu keiner wesentlichen Besserung, bereitet man einen sehr konzentrierten Absud aus Kamillenblüten. Man schüttet diese Aufkochung in ein Bidet, setzt sich darauf und bedeckt sich von oben mit einer Wolldecke, damit Wärme und Dampf nicht verloren gehen.

Darmkatarrh
Entzündung der Darmschleimhaut. Diese Krankheit ist meist durch Ernährungsfehler, manchmal auch durch Erkältung oder durch Bakterien bedingt.
Man bereitet die folgende Mischung:
50 g Eibisch (Blätter und Blüten),
25 g Kamillenblüten.
Anwendung: Man bereitet einen fünfprozentigen Aufguß daraus.

Dünndarmentzündung (Enteritis), akute
Sie kann verursacht werden durch Gärungen oder durch Verstopfung und ist häufig von Migräne begleitet.
a) Man vermischt 5 g pulverisierte Kamillenblüten mit einem Eßlöffel Honig.
Dosierung: Zweimal täglich einnehmen.
b) Man bereitet einen Absud aus einer Handvoll Kamillenblüten und einem halben Liter Wasser.
Dosierung: Drei bis vier kleine Tassen pro Tag.

Ruhr

Man versteht darunter eine ganze Gruppe von Krankheiten (Bakterienruhr, Amöbenruhr u.a.), die jeweils starke Schmerzen bei der Darmentleerung verursachen und verbunden sind mit schleimig-blutigen bis eitrigen Durchfällen. Die Krankheit tritt häufig als Epidemie auf und ist besonders verbreitet in Ländern, in denen die Regeln der Hygiene wenig oder gar nicht beachtet werden.

a) Man gibt eine Prise Blüten der Anthemis nobilis in eine Tasse Wasser.
   Dosierung: Zwei bis vier kleine Tassen täglich, jedoch nicht zu den Mahlzeiten.

b) Für die äußerliche Anwendung kann man Öl der Anthemis nobilis ins Klistier geben.

Stuhldrang

Nötigung zur Darmentleerung, häufig begleitet von krampfartigen Kontraktionen. Kann durch Entzündungen des Mastdarms verursacht sein.

Man läßt 80 g Kamillenblüten in einem Liter kochendem Wasser 20 Minuten lang ziehen.
Dosierung: Drei kleine Tassen pro Tag.

Verstopfung

Unvollständige oder verzögerte Ausscheidung des Stuhls; die Krankheit kann begleitet sein von Störungen im Verdauungsapparat.

a) Man bereitet die folgende Mischung:
   1 Handvoll Artischockenblätter,
   10 Stück Anthemis nobilis (zerstößelte Köpfchen),
   1 Handvoll Zichorie (Blätter und Wurzeln),
   1 Handvoll Zaunwinde (Blüten und Blätter),
   1 Handvoll Malvenblüten,
   1 Handvoll Zwiebelknolle (fein gehackt),
   1 Handvoll Thymianblüten,

1 Handvoll Veilchenblüten.
Man läßt diese Mischung in einem Liter Wasser aufkochen und seiht sie dann ab.
Anwendung: Für Hand- und Fußbäder.
b) Man bereitet ein Klistier für den Abend, indem man 3 g
Stinkasant in einen dreiprozentigen Kamillenaufguß aus
200 ml Wasser und einem darin verrührten Eigelb gibt.

Darmkoliken: siehe Koliken

Darmparasiten

Würmer (allgemein)
Ein Anzeichen für ihr Vorhandensein ist heftiges After-,
eventuell auch Nasejucken.
Man läßt in einem Liter kochendem Wasser 15 g Kamillenblüten und 15 g Knoblauch 20 Minuten lang ziehen.
Anwendung: Die gut abgeseihte Aufkochung verwendet
man für Klistiere.

Spulwürmer
Die männlichen Würmer sind ca. 15 cm, die weiblichen ca.
25 cm lang. Sie nisten sich im Darm des Menschen ein, und
besonders gern bei Kindern. Sie können durch Wasser oder
durch schlecht gewaschenes Gemüse übertragen werden.
a) 40 g Knoblauchzehen (in feine Scheiben geschnitten),
   30 g Kamillenblüten,
   20 g Wermut (Blütenspitzen).
   Man gibt diese Mischung in einen Liter trockenen Weißwein und läßt sie 10 Tage darin ziehen.
   Dosierung: Man trinkt morgens nüchtern ein Glas, ein
   weiteres eine Stunde später, und noch eine Stunde später
   bereitet man aus Kamillenaufguß ein Klistier.
b) Man läßt 30 g Baldrianwurzel zwei Minuten in Wasser

aufkochen und gießt diesen Absud dann über 10 g Kamillenblüten.

Anwendung: Für Klistiere.

Wurmmittel

a) Man bereitet die folgende Mischung:
1 Handvoll Weißdornblüten,
10 Stück Anthemis nobilis (Köpfchen),
1 Handvoll Lavendelblüten,
1 Handvoll Minze (Blüten und Blätter),
1 Handvoll Salbeiblätter.
Man kocht die Mischung in einem Liter Wasser auf und seiht sie dann ab.
Anwendung: Für Hand- und Fußbäder.

b) Man bereitet nach Bedarf einen 10- bis 30prozentigen Aufguß von der Strahlenlosen Kamille, den man drei Tage lang jeweils nüchtern trinkt.

c) Man bereitet die folgende Mischung:
5 g Strahlenlose Kamille (getrocknete Blüten),
5 g Zittwerblüten (getrocknet bzw. Santonin).
Eine Stunde lang in einer Tasse kochendem Wasser ziehen und dann bis auf Zimmertemperatur abkühlen lassen.
Anwendung: Für Klistiere.

d) Man läßt eine Prise Blüten der Anthemis nobilis eine Viertelstunde in 120 ml Wasser kochen; abseihen und einen Würfel Zucker, einen Eßlöffel Zitronensaft und einen Eßlöffel Olivenöl hinzufügen.
Anwendung: Zweimal täglich einnehmen.

Eingeweidebruch (Hernie)

Hervortreten der Eingeweide durch eine schwache Stelle der Bauchwand. Im allgemeinen sind Männer von dieser Krankheit stärker betroffen als Frauen, da sie oft größeren physischen Anstrengungen ausgesetzt sind.

Rezept gegen Hernie oder gegen andere Brüche, die durch Wasser oder Winde verursacht sind (Entdeckt in einem Rezeptbuch des 18. Jahrhunderts):

»Es geschieht sehr oft, daß das Scrotum oder der Hodensack der Knaben und auch der erwachsenen Männer ganz außerordentlich anschwillt aufgrund einer Ansammlung dortselbst von Wasser oder Luft oder beidem zusammen. In solch einem Fall kann man bei Anwendung des folgenden Umschlags auf der erkrankten Stelle von Wundern berichten:

3 Unzen Mehl von Saubohnen,
2 Unzen Mehl von Lupinen,
1 Handvoll Kamillenblüten,
1 Handvoll getrocknete Blütenblätter von roten Rosen,
3 Unzen Lorbeeröl.

Honig und Wasser zu gleichen Teilen soviel wie sein muß (um alles zu vermischen)

Eine Unze = etwa 30 g

Ein Quentchen = 1/8 einer Unze

Man lasse das Mehl und die Blüten im Wasser und im Honig, die man zu gleichen Teilen hineingegeben hat, aufkochen, bis alles zu Brei geworden ist, dann füge man das Lorbeeröl hinzu und streiche dieses Gemisch auf dem Tuche aus und gebe das Ganze schön heiß drei oder vier Male am Tag auf die Stelle. Ist kein Lorbeeröl zur Hand, so nehme man Blätter oder Beeren, zerquetsche sie, koche sie auf in Olivenöl, seihe sie kräftig durch und bediene sich dieses Öles.«

Ekzeme: siehe Hautkrankheiten
Enteritis, akute: siehe Darm

Epilepsie

Krankheit des Nervensystems, früher auch Fallsucht genannt. Sie ist verbunden mit Bewußtlosigkeit und häufig von Krampfanfällen begleitet. Jeder Anfall kann von wenigen Sekunden bis zu einigen Minuten andauern (siehe auch *Nervensystem*).

a) Man bereitet den folgenden Aufguß:
3 Prisen Kamillenblüten,
200 ml Wasser,
3 g Chloralhydrat,
3 g Bromkalium,
1 frisches Eidotter.
Anwendung: Zwei Klistiere pro Tag.

b) Man läßt zwei Eßlöffel der folgenden Mischung in einem halben Liter Wasser ziehen:
20 g Pfingstrose (Wurzel),
20 g Beifuß (Wurzel),
10 g Osterluzeiwurzel,
 1 g Arnikawurzel,
 5 g Rautenblätter,
40 g Kamillenblüten.
Dosierung: Drei kleine Tassen täglich, nicht zu den Mahlzeiten.

Erbrechen

Man läßt 80 g Kamillenblüten 20 Minuten in einem Liter kochendem Wasser ziehen. Abseihen.
Dosierung: Nach Bedarf hin und wieder eine Tasse.

Erkältung: siehe Atemwege
Erregungszustände: siehe Nervensystem
Erschöpfung: siehe Nervensystem

Fieber

Fieber (allgemein)
Reaktion des Organismus auf eine Infektion, die sich in der
Erhöhung der Körpertemperatur äußert.
Man läßt 15 g Kamillenblüten in einem Liter kochendem
Wasser 20 Minuten lang ziehen.
Dosierung: Eine kleine Tasse nach Bedarf.

Drei- und Viertagefieber
Aus einem unveröffentlichten Rezeptbuch der Bibliotheka
Spoletina:
»Den Saft der Matricaria chamomilla vermische man mit
Rosenöl. Reibt man damit den Rücken drei oder vier Male
ein, bevor der Anfall beginnt, vergeht das Drei- und Vier-
tagefieber.«

Fiebersenkender Aufguß
a) Man gibt 30 g getrocknete Blüten der Anthemis nobilis in
   einen Liter kochendes Wasser. Eine Stunde lang ziehen
   lassen und außerdem hinzufügen:
   5 g Minzenblätter,
   5 g Engelwurz (Wurzel),
   5 g Anis (Früchte).
   Dosierung: Zwei oder drei Tassen pro Tag.
b) Bei Grippe kann man dem Aufguß von der Anthemis
   nobilis 1 g Berbeerin hinzufügen.

Frostbeulen: siehe Hautpflege

Gallenkoliken: siehe Koliken

Entzündung der Gallenwege

Man läßt die folgende Mischung 24 Stunden in einem halben Liter kaltem Wasser ziehen:
50 g Löwenzahnwurzel,
25 g Faulbaumrinde,
30 g Eibisch (Wurzel),
30 g Kamillenblüten.
Dosierung: Zwei Tassen pro Tag.

Gehirnerschütterung

Beeinträchtigung der Gehirnfunktionen in Teilbereichen infolge äußerer Gewalteinwirkung auf den Kopf. Äußert sich in Bewußtlosigkeit, Blässe, Erbrechen, Pulsverlangsamung. Ärztliche Hilfe ist unerläßlich; unterdessen bettet man den Kranken so, daß der Kopf tiefer liegt als der Körper.
Aus der folgenden Mischung und einem halben Liter Wasser bereitet man einen Aufguß:
20 g Arnikablüten,
20 g Thymianblüten,
20 g Kamillenblüten,
20 g Augentrost (ganze Pflanze).
Dosierung: Alle zwei Stunden eine Kaffeetasse voll von diesem Aufguß.

Gicht: siehe Muskeln und Knochen
Gliederschmerzen: siehe Muskeln und Knochen
Grippe: siehe Atemwege

Haare

Blonde Haare: Wie man sie aufhellt
Ein erstklassiges Shampoon mit Kamillenaufguß vermischen, auf die Haare geben und einige Minuten lang einwirken lassen.

Blonde Haare: Wie man den Glanz erhält
a) Man benutzt einen konzentrierten Kamillenabsud oder man läßt vier bis fünf Händevoll Kamillenblüten in einem Liter kochendem Wasser ziehen, bis die Flüssigkeit auf die Hälfte eingekocht ist.
Anwendung: Die Haare nach der Wäsche mit dieser Flüssigkeit spülen.
b) Man bereitet die folgende Mischung:
50 g schwarzer Tee (pulverisiert),
200 g Kamillenblüten,
200 g zerkleinerte Rhabarberwurzel,
1 g Salizylsäure.
Man läßt diese Mischung in zwei Liter Wasser sieden, bis die Flüssigkeit auf die Hälfte eingekocht ist.
Anwendung: Man entfettet die Haare mit einem guten Shampoon, gibt diese Flüssigkeit auf die Haare und läßt sie an der Luft trocknen.

Blonde Haare: Wie man ihnen eine rötliche Tönung gibt
Man bereitet die folgende Mischung:
1 Handvoll Kamillenblüten,
5 bis 20 g zerquetschte Krappwurzel, je nachdem, welchen Grad der Tönung man erreichen will.
Man bereitet aus dieser Mischung einen konzentrierten Absud, den man auf die zuvor sorgfältig mit einem guten Shampoon entfetteten Haare gibt.
Anwendung: Man wiederholt diese Behandlung, bis die Haare die gewünschte Tönung haben.

Hellblonde Reflexe für jede Haarfarbe

Man bereitet einen Aufguß aus Kamillenblüten, die man zehn Minuten in kochendem Wasser ziehen läßt und dann abseiht. Mit diesem Aufguß spült man nach der letzten Haarwäsche nach. Wiederholt man diesen Vorgang regelmäßig, erhalten die Haare mit der Zeit blonde Reflexe. Die Flüssigkeit sollte fünf Minuten lang einwirken.

Kastanienbraune Haare: Wie man sie aufhellt

a) Man läßt die folgende Mischung in zwei Liter Wasser fünf Minuten lang kochen:

150 g Matricaria chamomilla (Blüten),
100 g Anthemis nobilis (Blüten).

Nach dem Kochvorgang deckt man den Topf zu und wartet, bis die Mischung vollkommen abgekühlt ist. Anschließend abseihen, 200 ml klaren Schnaps und ein Eigelb hinzufügen und alles gut miteinander vermischen.

Anwendung: Man wäscht die Haare sorgfältig mit einem neutralen Shampoon, um sie zu entfetten. Anschließend spült man sie mit dieser Mischung, die man gut einwirken läßt. Man wiederholt diesen Vorgang ein- bis zweimal pro Woche, bis man die gewünschte Wirkung erreicht hat.

b) Man läßt die folgende Mischung in zwei Liter Wasser fünf Minuten lang kochen:

50 g Kamillenblüten,
100 g Königskerze (Blätter und Blüten),
100 g Tausendgüldenkraut (Blüten)

Nach dem Kochen deckt man den Topf zu und wartet etwa eine halbe Stunde, bis die Mischung vollständig abgekühlt ist.

Anwendung: Wie unter a)

c) Man bereitet die folgende Lotion:

25 g Kamillenblüten,

15 g Rhabarber (zerkleinert),
½ l Weißwein
Man läßt diese Mischung aufkochen und seiht sie dann
ab. Nach der Wäsche auf die Haare geben und gut
einwirken lassen. Anschließend gut ausspülen.
Anstelle des zerkleinerten Rhabarbers kann man 15 ml
Rhabarbersud verwenden. Man erhält ihn, indem man
ein Stückchen Rhabarberwurzel (5 g) in einer Tasse
Wasser aufkochen läßt.

Trockene Haare: Nährlotion
Man bereitet die folgende Lotion:
100 g Öl von süßen Mandeln,
 50 g Rizinusöl,
 50 g Öl von reifen Oliven.
Anwendung: Man massiert diese Mischung in die Haare ein
und umhüllt den Kopf mit einem Wolltuch. Nach einer
Stunde spült man die Haare mit einem drei- bis fünfprozentigen Kamillenaufguß durch.

Kopfhaut: Mittel zur Anregung
Man bereitet eine Tinktur, die sich folgendermaßen zusam-
mensetzt:
10 ml Kamillentinktur,
40 ml 90prozentiger Alkohol,
50 ml Wasser,
 3 g Kamillenöl.
Anwendung: Nach der Haarwäsche.

Hämorrhoiden: siehe Mastdarmfisteln

Harnzwang

Unter Harnzwang (Dysurie) versteht man den häufigen, unfreiwilligen und oft fast ununterbrochenen Drang zum Harnlassen, verursacht durch ein Versagen des Blasenschließmuskels.

Man bereitet die folgende Mischung:

15 g Engelwurz (zerkleinerte Wurzel),
10 g Melissenblätter,
10 g Kubebenpfeffer (zerstößelt).

10 g von dieser Mischung in ein Liter kochendes Wasser geben. Fünf Minuten ziehen lassen und dann abseihen.

Dosierung: Man trinkt drei Täßchen von diesem Aufguß pro Tag, nicht zu den Mahlzeiten.

Hautkrankheiten

Akne, verursacht durch Darmstörungen

Eine nicht ansteckende Hautkrankheit, die verursacht wird durch gestörte Darmfunktionen. Sie äußert sich in Form von kleinen Pusteln.

a) Man bereitet die folgende Mischung:

1 große Knolle Knoblauch (zerdrückt),
25 g Klette (Blätter und Blüten),
10 Stück Anthemis nobilis (zerstößelte Köpfchen),
30 g Schöllkraut (Blütenblätter und frische Samen),
25 g Malvenblüten.

Man bereitet eine Packung aus frischen Kohl- und Brennesselblättern. Man gibt ein Gläschen von der Kräutermischung hinzu und legt die Packung auf den Magen auf.

b) Man verwendet diese Kräutermischung für Hand- und Fußbäder.

Akne, verursacht durch Magenstörungen
Hautkrankheit, die sich in Pickeln äußert und die durch
gestörte Magenfunktionen verursacht wird.
a) Man bereitet die folgende Mischung:
   1 große Knolle Knoblauch (zerquetscht),
   25 g Klettenblätter,
   10 Stück Anthemis nobilis (zerstößelte Köpfchen),
   30 g Schöllkraut, Blätter (nach Möglichkeit frisch),
   25 g Minzenblätter,
   30 g Brennesselblätter (frisch),
   25 g Thymianblätter.
   Man bereitet eine Packung aus Kohl- und Kresseblättern,
   streut ein Gläschen voll von der Kräutermischung darüber und legt sie auf den Magen auf.
b) Man verwendet die Kräutermischung für Hand- und
   Fußbäder.

Couperose
Rötung der Haut, die aufs Gesicht beschränkt ist. Häufig
werden Frauen von 40 Jahren an aufwärts davon betroffen.
Die Rötung verstärkt sich meist nach den Mahlzeiten aufgrund der Erweiterung der Kapillaren.
Man macht Umschläge mit fünfprozentigem Kamillenaufguß.

Ekzeme
Entzündung der Haut, die begleitet ist von Rötungen und
kleinen Bläschen. Sie werden meistens hervorgerufen durch
Allergien, die innere wie äußerliche Ursachen haben
können.
a) Man pulverisiert und vermischt die folgenden Zutaten:
   ½ Handvoll Kamillenblüten,
   2 Prisen Bärlappsporen.
   Anwendung: Man bedeckt die erkrankten Hautbereiche
   zweimal täglich mit diesem Pulver.

b) Aufguß gegen Ekzeme:
   1 Prise Kamillenblüten,
   1 Prise Salbeiblätter,
   1 Prise Quecke (ganze Pflanze).
   Man verarbeitet diese Mischung zusammen mit einem
   Liter Wasser zu einem Aufguß.
   Dosierung: Vier Tassen täglich, außerhalb der Mahlzeiten oder
   Anwendung: äußerlich; man bedeckt die erkrankten
   Hautstellen zweimal täglich mit dieser Mischung.

Hautallergie
Verursacht durch Überempfindlichkeit gegenüber bestimmten Substanzen.
Man gibt fünf bis zehn Tropfen Kamillenöl auf ein Stückchen Zucker oder in Zuckerwasser. Nach Bedarf einnehmen.

Hautjucken
Hautjucken kann die unterschiedlichsten Ursachen haben:
falsche Ernährung, Vergiftungen, Allergie, psychische Erregungen.
Man bereitet die folgende Mischung:
100 ml Kamillenaufguß,
200 ml chloroformiertes Wasser,
10 g Natriumbromid.
Anwendung: Man betupft die befallenen Stellen zweimal
täglich mit einem Wattebausch, den man in diese Mischung
getaucht hat.

Nesselausschlag
Allergische Hautkrankheit, die sich äußert durch Juckreiz an bestimmten Stellen und die verursacht wird durch die Unverträglichkeit von bestimmten Speisen oder durch den direkten Kontakt mit bestimmten Substanzen.
Wenn sie auf kleinere Hautbereiche begrenzt ist, kann man sie mit der folgenden Mischung lindern:
10 g Holunderblüten,
15 g Helenenkraut (echter Alant, Wurzeln),
10 Stück Anthemis nobilis (Köpfchen),
1 l Regenwasser.
Man bringt das Regenwasser zum Kochen und läßt diese Mischung zehn Minuten darin ziehen; abseihen.
Anwendung: Man reibt die vom Nesselausschlag befallenen Stellen zwei- bis dreimal täglich mit dem lauwarmen Aufguß ein. Diese Flüssigkeit ist ein sehr wirksames Mittel gegen die meisten Hautentzündungen.

Hautpflege

Alternde Haut: Aufguß
Man gibt zwei Prisen Kamillenblüten in eine kleine Tasse heißes Wasser. Diesen Aufguß schüttet man in eine Schüssel und setzt die Haut fünf Minuten lang den Dämpfen aus, indem man ein Handtuch über den Kopf legt. Anschließend trocknet man die Haut mit einem Leintuch und reibt das Gesicht dann mit einer Nährcreme ein.

Couperose: Creme
Die Couperose oder Gesichtsrötung (siehe auch Hautkrankheiten) tritt meist bei Frauen ab vierzig auf und äußert sich in roten Flecken, die aus einem dichten Netz von feinen Kapillaren bestehen und die sich meist an den Wangenknochen, am Kinn, an der Stirn und an der Nase zeigen.

Man mischt 3 g Kamillenöl mit einer reinen Azulencreme und trägt dies auf die Haut auf.

Empfindliche Haut: Maske
Man bereitet die folgende Mischung:
65 Teile Hafermehl,
10 Teile Kamillenblüten,
 5 Teile Arnikablüten,
10 Teile Salbeiblätter,
 8 Teile Rosmarinblätter,
 2 Teile Hamamelis (Blätter).
Anwendung: Man zerstößelt diese Mischung zu einem feinen Pulver und gibt soviel heißes Wasser hinzu wie notwendig. Heiß auftragen und 20 Minuten einwirken lassen. Mit lauwarmem Wasser abwaschen. Diese Maske wirkt kräftigend, erfrischend, und sie macht die Haut weich. Die Anwendung dieser Maske empfiehlt sich auch bei Couperose.

Fette Haut: Maske
Diese Maske hilft auch gegen Pickel und Hautunreinheiten. Man löst vier gehäufte Eßlöffel zerstößelte Mandeln in Kamillenaufguß auf; die Mischung sollte die Konsistenz einer geschmeidigen Paste haben.
Anwendung: Man trägt diese Paste auf das sorgfältig gereinigte Gesicht auf und läßt sie 20 Minuten einwirken, bis sie vollständig getrocknet ist. Mit warmem Wasser abspülen und anschließend mit kaltem Wasser nachspülen.

Frostbeulen
Durch feuchte Kälte verursachte Entzündungen, meist an Händen und Füßen.
Man bereitet die folgende Mischung:
2 g Kamillenblüten,
2 g Schafgarbenblüten,
2 g Walnußblätter,

1 g Salbeiblätter,
1 g Veilchenblüten,
1 g Azulen.
Man läßt diese Mischung in Öl von süßen Mandeln ziehen.
Anwendung: Zum Einreiben.

Hautreinigung
Zur Erweiterung und Reinigung der Poren bereitet man einen Kamillenaufguß und läßt die Dämpfe so heiß wie möglich in die Haut einziehen.

Hautreizungen, Beruhigung von
Zur Beruhigung von Hautreizungen und von Hautjucken bereitet man die folgende Mischung:
1 kleines Glas Kamillenöl,
1 Handvoll Lindenblüten.
Man gießt diese Mischung in einen halben Liter kochendes Wasser und verwendet sie für Dampfbäder, wobei man den Kopf mit einem Handtuch bedeckt, damit der Dampf besser in die Haut einziehen kann. Man führt diese Behandlung vorzugsweise abends aus. Anschließend kann man das Gesicht noch mit einem Wattebausch abtupfen, den man in Rosenwasser getaucht hat.

Nährung der Haut
Zur Nährung der Epidermis von Gesicht und Hals kann man zweimal im Monat Mandelsamenöl verwenden; zuvor legt man jeweils heiße, mit Kamillenaufguß getränkte Kompressen auf.

Oberschenkel, Hautpflege
Man nimmt zwei- bis dreimal wöchentlich mit einem lauwarmen oder kalten Kamillenaufguß Schwammwaschungen
vor: Man gibt zwei Händevoll Kamillenblüten in einen Liter
Wasser. Zehn Minuten ziehen lassen und dann abseihen.

Orangenhaut
Man stellt eine Mischung zu gleichen Teilen aus Kamillenblüten und Öl (Essenz) der Anthemis nobilis her und verwendet diese Flüssigkeit für Waschungen.

Rissige Lippen
Man reibt die Lippenwinkel mit einer Creme auf Vitamin
B-Basis ein; man legt Kompressen auf die Lippen, die man in
einen fünfprozentigen Kamillenaufguß getaucht hat; anschließend befeuchtet man die Lippen mit Glyzerin.

Trockene Haut: Maske
Trockene Haut ist meist sehr empfindlich und erfordert eine
regelmäßige Pflege.
Die Behandlung erfolgt in zwei Phasen:
a) Man überbrüht die folgenden Zutaten mit einem halben
   Liter kochendem Wasser:
   2 Prisen Malvenblätter,
   2 Prisen Kamillenblüten,
   2 Prisen Arnikawurzel.
   Zudecken und sechs Stunden ziehen lassen. Mit diesem
   Mittel reinigt man morgens und abends das Gesicht.
b) Man überbrüht die folgenden Zutaten mit einer Tasse
   kochendem Wasser:
   2 Prisen Lindenblüten,
   2 Prisen rosa Rosen (Blütenblätter),
   1 Prise Johanniskrautblüten.
   Zudecken und zwei Tage ziehen lassen.
   Anwendung: Man trägt diese Maske zweimal wöchent-

lich auf und läßt sie jeweils eine Viertelstunde eintrocknen.
Dieses Rezept stammt von Maurice Méssegué.

Hautrisse im Analbereich
Sie werden verursacht durch chronische Krankheiten des Mastdarms wie Hämorrhoiden oder Verstopfung. Symptome dafür sind krampfartige Schmerzen während der Entleerung.
Man bereitet die folgende Mischung:
40 g Erdrauch, blühende Pflanze,
30 g Wiesenknöterich
30 g Kamillenblüten
20 g Schachtelhalm, Blüten
Dosierung: Morgens und abends je eine Tasse.

Heiserkeit
Beeinträchtigung der Stimme, die zurückzuführen ist auf organische oder physiologische Krankheiten oder auf eine Überanstrengung der Stimme.
Man bereitet die folgende Mischung:
 5 g Kamillenblüten,
10 g Orangenblätter,
10 g Eibischblätter,
10 g Malve (Blätter und Blüten),
10 g Holunderblüten,
 5 g Lindenblüten.
Man gibt diese Mischung in einen Liter kochendes Wasser, läßt sie 20 Minuten darin ziehen und seiht dann ab. Man fügt drei Eßlöffel Zucker und den Saft einer Zitrone hinzu.
Dosierung: Man trinkt eine oder zwei kleine Tassen täglich oder benutzt sie zum Gurgeln

Hernie: siehe Eingeweidebruch

Herz

Herzasthma
Es äußert sich in plötzlichen, unvermittelten Attacken. Es ist meist Begleiterscheinung eines Herzleidens.
Man bereitet die folgende Mischung:
30 g Nelkenwurzel,
30 g Lavendelblüten,
20 g Kamillenblüten,
 5 g Tollkirschenblätter.
Man kocht zwei Eßlöffel dieser Mischung mit einem halben Liter Wasser zu einem Aufguß auf.
Dosierung: Morgens und abends je eine Tasse.

Herzklopfen
Beträchtliche Verstärkung des Herzschlages. Es handelt sich hierbei um keine Krankheit, sondern um ein Symptom, das verschiedenerlei Ursachen haben kann.
a) Man läßt in einer Tasse Wasser, in die man ein wenig Zucker hineingegeben hat, einen Eßlöffel von der folgenden Mischung zwei Minuten lang kochen:
150 g Baldrianwurzel,
 25 g Kamillenblüten,
150 g Herzgespannkraut (Blütenspitzen).
Dosierung: Eine Tasse morgens und eine Tasse abends vor dem Schlafengehen.
b) Man kocht einen Eßlöffel der folgenden Mischung mit einer Tasse Wasser zu einem Aufguß auf:
40 g Baldrianwurzel,
40 g Rosmarinblätter,
40 g Kamillenblüten,
30 g Herzgespannkraut,
40 g Minzenblätter.

Dosierung: wie bei Rezept a)

Herzmuskelentzündung
Eine begrenzte oder allgemein ausgebreitete Entzündung der Herzmuskelfasern. Sie kann im Verlauf von Infektionskrankheiten entstehen, aber auch durch Überanstrengung, Bluthochdruck u.a. ausgelöst werden. Bei schwerer Erkrankung können die Entzündungen unheilbar werden.
a) Man bereitet die folgende Mischung:
   10 g Lindenblüten und -blätter,
   5 g Weißdornblüten.
   In einem Gefäß gut miteinander vermischen, einen halben Liter kochendes Wasser hinzugeben und anschließend abseihen.
   Dosierung: Zwei bis drei Tassen pro Tag, lauwarm trinken.
b) Man bereitet die folgende Mischung:
   10 g Herzgespannkraut,
   10 g Weißdornblüten,
   10 g Wiesenknöterich (ganze Pflanze),
   10 g Boldoblätter,
   10 g Kamillenblüten.
   Man gibt einen Eßlöffel von dieser Mischung in einen Viertelliter kochendes Wasser.
   Dosierung: Dreimal täglich.

Tachykardie
Beschleunigung des Herzschlags.
a) Man bereitet die folgende Mischung:
   15 g Lavendelblüten,
   15 g Kamillenblüten.
   Man bereitet aus dieser Mischung und kochendem Wasser einen Aufguß, den man heiß mit Zucker oder mit Honig trinkt.
b) Man bereitet die folgende Mischung:

88

20 g Lavendelblüten,
20 g Kamillenblüten,
20 g Hopfenblüten,
20 g Baldrianwurzel.
Man löst einen Eßlöffel von dieser Mischung in einer Tasse Wasser auf.
Dosierung: Eine Tasse abends vor dem Schlafengehen.

Heuschnupfen: siehe Atemwege
Hexenschuß: siehe Muskeln und Knochen
Hirnhautentzündung: siehe Meningitis
Husten: siehe Atemwege
Hypertonie: siehe Bluthochdruck

Hysterie

Hysterie bezeichnet ganz allgemein seelisch bedingte, in verschiedenartigen psychischen und körperlichen Symptomen auftretende Krankheiten.

a) Man läßt 80 g Kamillenblüten 20 Minuten in einem Liter kochendem Wasser ziehen.
   Dosierung: Drei kleine Tassen täglich.

b) 100 g Kamillenblüten in einem Liter Marsala 48 Stunden ziehen lassen.
   Dosierung: Drei kleine Gläser täglich.

c) Man bereitet die folgende Mischung:
   50 g Basilikumblüten und -blätter,
   40 g Schachtelhalm (ganze Pflanze),
   40 g Kamillenblüten.
   Zu feinem Pulver zerstößeln, in ein Gefäß schütten und einen Viertelliter kochendes Wasser darüber gießen.
   Dosierung: Man trinkt diese Flüssigkeit einmal täglich lauwarm mit wenig Zucker.

d) Man bereitet aus der folgenden Mischung und einer Tasse heißem Wasser einen Absud:

20 g Lavendelblüten,
20 g Kamillenblüten,
20 g Johanniskraut,
10 g Hopfenblüten,
10 g Baldrianwurzel.
Dosierung: Man trinkt diesen Absud abends vor dem Schlafengehen.

e) Man kocht drei Eßlöffel der folgenden Mischung in einem Liter Wasser auf:
30 g Schlüsselblumenblüten,
30 g Silberweide (Blätter),
30 g Engelwurz (Wurzel),
40 g Kamillenblüten.
Dosierung: Vier Gläschen pro Tag, in möglichst großem Abstand von den Mahlzeiten.

Insekten

a) Die Imker rieben sich früher mit dem Saft der Stinkenden Hundskamille ein, die in pulverisierter Form ein anerkanntes Antiinsektenmittel ist.

b) Simon Pauli behauptet, es sei ausreichend, einen Strauß Kamille bei sich zu tragen, um nicht von den Bienen gestochen zu werden. Die Blüten, zwischen die Wäsche gelegt, halten Motten und andere Insekten fern. Man kann auch kleine Gazesäckchen nähen, die man zu gleichen Teilen mit Blüten von Kamille, Wermut und Lavendel füllt. Sie strömen einen sehr angenehmen Geruch aus.

c) Um unbedeckte Hautstellen vor Mückenstichen zu bewahren, reibt man sich mit einer Flüssigkeit ein, die aus Wasser und Natriumbikarbonat besteht und die in einem Verhältnis von drei Prisen auf einen halben Liter Wasser gemischt wird. Hat man bereits Mückenstiche, macht man mit dieser Flüssigkeit kalte Umschläge, damit die betroffenen Stellen wieder abschwellen.

Kastanienbraune Haare: siehe Haare
Kleinkinder: siehe Säuglinge und Kleinkinder
Knochen: siehe Muskeln und Knochen
Knochenhautentzündung: siehe Muskeln und Knochen

Koliken

Koliken (allgemein)
Wehenartige, krampfartige Leibschmerzen, die an den Hohlorganen mit glatter Muskulatur entstehen. Die Ursachen können sehr unterschiedlich sein und sind im jeweils schmerzenden Organ zu suchen.

a) Man bereitet aus fünf Eßlöffeln der folgenden Mischung und einem Liter Wasser einen Aufguß:
20 g Augentrost,
20 g Faulbaum-Rinde,
30 g Enzianwurzel,
30 g Petersilienwurzel,
30 g Mauerkraut (Blätter),
30 g Kamillenblüten.
Dosierung: Zwei kleine Tassen pro Tag, eine davon nach einer Hauptmahlzeit.

b) Man läßt die folgende Mischung in einem halben Liter Wasser eine halbe Stunde lang kochen:
40 g Kamillenblüten,
30 g Petersilienwurzel,
20 g Mauerkraut (Blätter).
Dosierung: Zwei Tassen pro Tag während der Verdauungszeit nach den Hauptmahlzeiten.

Darmkolik

Die Kolik ist meist begleitet von einem stark geschwollenen Magen und kann vielerlei Ursachen haben (siehe auch Darm).

a) Man läßt fünf Eßlöffel der folgenden Mischung in einem Liter Wasser ziehen:

30 g Augentrost,
30 g Enzianwurzel,
30 g Mauerkraut (Blätter),
20 g Faulbaum-Rinde,
30 g Petersilienwurzel,
40 g Kamillenblüten.

Dosierung: Vier kleine Tassen pro Tag, zwei davon zu den Hauptmahlzeiten.

b) Man läßt die folgende Mischung in einem Liter kochendem Wasser ziehen:

40 g Kamillenblüten,
20 g Petersilienwurzel,
20 g Faulbaum-Rinde.

Dosierung: Drei Tassen pro Tag, zwei davon zu den Hauptmahlzeiten.

c) Man läßt die folgende Mischung in einem halben Liter kochendem Wasser eine Stunde lang ziehen:

12 g Kamillenblüten,
25 g Holunderblüten (getrocknet).

Dosierung: Eine Tasse pro Tag, nicht zu den Mahlzeiten.

Gallenkolik

Gallenkoliken oder Gallensteinkoliken setzen meist erst dann ein, wenn Steine in Bewegung kommen. Es handelt sich hierbei um Zusammenziehungen der Ringmuskeln des Ausführgangs der Gallenblase, durch die versucht wird, den Stein weiter zum Darm hin zu treiben: heftige, krampfartige Schmerzen, verbunden mit Stuhlverhaltung.

a) Man bereitet eine Infusion aus einem Liter Wasser und fünf Eßlöffeln der folgenden Mischung:

30 g Artischockenblätter,
30 g Wasserhanf (Blätter und Blüten),
30 g Odermennig (Blüten),
25 g Löwenzahnwurzel,
30 g Kamillenblüten.
Dosierung: Man trinkt mehrmals täglich eine kleine Tasse davon.

b) Man läßt die folgende Mischung 20 Minuten in einem Liter Wasser kochen:
50 g Kamillenblüten,
30 g Mauerkraut (Blätter).

c) Man gibt in eine Tasse kochendes Wasser Kamillenblüten und einen Eßlöffel zerkleinerte Orangenschale.
Anwendung: Möglichst heiß und gezuckert zu trinken.

Magen- und Darmkoliken, verbunden mit Blähungen
Die Kolik ist meist verbunden mit geschwollenem Magen und Bauch und mit Blähungen.

a) Man gibt 500 g Blüten der Anthemis nobilis in Dreiviertelliter kochendes Wasser. Ziehen lassen. Nach 24 Stunden ausdrücken, abseihen und die gleiche Menge Zucker hinzufügen.
Dosierung: Drei oder vier Eßlöffel pro Tag.

b) Aus einem halben Liter Wasser und zwei Eßlöffeln der folgenden Mischung bereitet man einen Aufguß:
30 g Schafgarbe (ganze Pflanze),
30 g Kamillenblüten,
30 g Granatapfelbaum-Rinde,
30 g Odermennig (Pflanzenspitzen),
30 g Anissamen.
Dosierung: Eine Tasse trinkt man sofort, anschließend nimmt man alle 20 Minuten einen Eßlöffel ein, bis die Kolik sich gelegt hat.

Nieren- und Leberkoliken

Charakteristisch dafür ist ein heftiger Schmerz in der Seite, der nach unten bis zur Leiste und bis zum Bein ausstrahlt. Der Schmerz wird meistens begleitet von kalten Schweißausbrüchen und Brechreiz. (Siehe auch Leber.)
Man läßt die folgende Mischung fünf Minuten in einem Liter kochendem Wasser ziehen:
50 g Kamillenblüten,
30 g Petersilienwurzel,
20 g Mauerkraut (Blätter).
Dosierung: Zwei bis drei kleine Tassen pro Tag, nicht zu den Mahlzeiten.

Unterleibskoliken

Diese Gebärmutterschmerzen treten in leichter Form häufig während der Menstruation auf. Der Schmerz strahlt über den ganzen Bauch bis zu den Leisten aus.
a) Man läßt die folgende Mischung einen halben Tag in einem Liter kaltem Wasser ziehen:
30 g Baldrianwurzel,
10 g Rautenblätter,
10 g Berberitze (Blätter),
20 g Kamillenblüten.
Dosierung: Drei kleine Gläser pro Tag, nicht zu den Mahlzeiten.
b) Man läßt vier Eßlöffel der folgenden Mischung zehn Minuten in einem Liter Wasser ziehen:
20 g Melissenblätter,
20 g Basilikumblätter,
20 g Thymianblätter,
20 g Hopfen (Fruchtzapfen),
30 g Kamillenblüten.
Dosierung: Man nimmt jede Viertelstunde einen Eßlöffel, bis die Schmerzen sich legen. Anschließend trinkt man drei Tage lang drei kleine Tassen täglich.

Konvulsion (Krampfanfall)

Unfreiwillige Kontraktionen, die auf ein Glied beschränkt sind oder, häufiger, den ganzen Körper in Mitleidenschaft ziehen. Oft begleitet von Bewußtlosigkeit.

a) Man läßt die folgende Mischung in einem Liter Wasser fünf Minuten lang kochen:

25 g Orangenschale (getrocknet),
25 g Kamillenblüten,
25 g Lindenblüten.

Dosierung: Täßchenweise, nach Bedarf.

b) Man kocht einen Liter Wasser mit der folgenden Mischung zu einem Aufguß auf:

20 g Kamillenblüten,
10 g Mistel (Blätter und Zweige),
10 g Lavendelblüten.

Dem abgekühlten Aufguß 30 g zerkleinerte Baldrianwurzel hinzufügen. Zwölf Stunden ziehen lassen und dann abgießen.

Dosierung: Wie bei Rezept a)

Kopfhaut: siehe Haare

Kopfschmerzen

Kopfschmerzen, verursacht durch Dyspepsie
Kopfschmerzen, die durch eine schlechte Verdauung hervorgerufen werden. (Siehe auch Magen.)

a) Man läßt die folgende Mischung in einem Liter Marsala mindestens fünf Tage lang ziehen:

20 g Enzianwurzel,
20 g Bitterklee,
30 g Kamillenblüten.

Dosierung: Man trinkt ein Gläschen davon vor den Mahlzeiten.

b) Man gibt den Saft einer Zitrone in eine Tasse ungesüßten oder nur schwach gesüßten Kamillenaufguß.

c) Man bereitet einen Aufguß mit Blüten der Anthemis nobilis.

Kopfschmerzen, nervös bedingt
Kopfschmerzen, die durch Störungen im Nervensystem verursacht werden. (Siehe auch Nervensystem.)
In 200 ml guten klaren Schnaps gibt man die folgende Mischung:
5 ml Passionsblumenextrakt (flüssig),
10 g Baldrianwurzel,
10 g Wacholderbeeren,
5 g Weidenrinde,
20 g Kamillenblüten.
Dosierung: Man gibt einen Eßlöffel davon in ein zwei Finger hoch mit Zuckerwasser gefülltes Glas. Dreimal täglich außerhalb der Mahlzeiten einnehmen.

Migräne (allgemein)
Typischer Kopfschmerz, der auf einen Teil des Schädels begrenzt ist.
a) Man bereitet die folgende Mischung:
   10 g Bilsenkraut (pulverisierte Blätter),
   10 g Klatschrose (pulverisierte Blätter),
   10 g Kamillenblüten.
   Man verrührt diese Mischung mit ein wenig aromatischem Essig, bis sich eine Paste ergibt, die flüssig genug ist, daß man sie leicht in einer etwa 2 Millimeter dicken Schicht und auf einer Fläche, die etwa so groß ist wie die Stirn, auf einem Leintuch ausstreichen kann. Hat man die Paste gleichmäßig über das Tuch verteilt, legt man ein

weiteres Tuch darüber und gibt die Packung auf die Stirn. Am besten streckt man sich völlig entspannt auf dem Bett aus, während man die Packung wirken läßt.

Falls die Paste austrocknet, bevor eine Wirkung eingetreten ist, befeuchtet man sie erneut mit Essig.

b) Man läßt 15 g Kamillenblüten in einem Liter Wasser 20 Minuten lang kochen.
Dosierung: Drei Tassen pro Tag.

c) Eine Handvoll frische Kamillenblüten zerstößeln und zur Linderung der Migräne auf den Kopf auflegen.

d) Man bereitet die folgende Mischung:
5 Stück Anthemis nobilis (zerstößelte Köpfchen),
1 Handvoll Lavendelblüten,
1 Handvoll Melissenblätter,
1 Handvoll Schlüsselblume (Blätter, Blüten und Wurzeln),
1 Handvoll Stiefmütterchen (Blüten).
Anwendung: Man verwendet diese Mischung für eiskalte Kompressen, die man auf die Stirn auflegt. Hält der Schmerz weiterhin an, macht man Hand- und Fußbäder mit diesem Mittel.

Migräne, verursacht durch Augenbeschwerden
Schmerzen, die ihre Ursache im Bereich der Augenhöhlen haben. (Siehe auch Augen.)
Man bereitet die folgende Mischung:
10 Stück Anthemis nobilis (zerstößelte Köpfchen),
1 Handvoll Schöllkraut (frische Blätter),
1 Handvoll Malvenwurzel (zerkleinert),
1 Handvoll Spitzwegerichblätter,
1 Handvoll rote Rosen (Blütenblätter),
1 Handvoll Veilchenblüten.
Anwendung: Ein Gläschen von dieser Mischung mit einem Viertelliter kochendem Wasser vermengen, Kompressen hineintauchen und auf die Augen auflegen. Achtung: Die

einmal verwendete Flüssigkeit sollte nicht aufgehoben werden.

Migräne, verursacht durch Störungen im Darmbereich
(Siehe auch Darm.)
Man bereitet die folgende Mischung:
10 Stück Anthemis nobilis (zerstößelte Köpfchen),
1 Handvoll Schöllkraut (Blätter und Wurzeln),
1 Handvoll Melissenblätter,
1 Handvoll Zaunwinde (Blätter und Wurzeln),
1 Handvoll Minzenblätter.
Anwendung: Man verwendet diese Mischung für eiskalte Kompressen, die man auf die Stirn auflegt. Wenn die Schmerzen anhalten, macht man Hand- und Fußbäder mit dieser Mischung.

Migräne, nervös bedingt
Migräne, die verursacht wird durch Störungen im Nervensystem. (Siehe auch Nervensystem.)
Man bereitet die folgende Mischung:
1 Handvoll Weißdorn (Blüten und Knospen),
10 Stück Anthemis nobilis (zerstößelte Köpfchen),
1 Handvoll Schlüsselblume (Blätter, Blüten und Wurzeln),
1 Handvoll Stiefmütterchen (Blüten).
Anwendung: Man verwendet diese Mischung für eiskalte Kompressen, die man auf die Stirn auflegt. Wenn die Schmerzen anhalten, macht man Hand- und Fußbäder mit dieser Mischung.

Krampfanfall: Siehe Konvulsion

Krämpfe

Brust- und Magenkrämpfe
Spasmodische Kontraktionen der Brust- und Magenmuskeln, die unterschiedliche Ursachen haben können.
100 g Kamillenblüten in zwei Liter kochendem Wasser 30 Minuten lang ziehen lassen. Mit kleinen Lappen möglichst heiße Kompressen auflegen.

Darmkrämpfe
Schmerzhafte und unfreiwillige Kontraktionen des Darmes.
a) Man bereitet die folgende Mischung:
   25 g Kamillenblüten,
   10 g Fenchelblüten,
   30 g Lindenblüten.
   Zwei Eßlöffel von dieser Mischung in einem halben Liter Wasser eine Stunde lang sieden lassen.
   Dosierung: Die ganze Aufgußmenge über einen Tag hinweg glasweise trinken.
b) Man läßt die folgende Mischung in einem Viertelliter kochendem Wasser 50 Minuten ziehen:
   50 g Anserinenkraut (Blüten und Blätter),
   10 g Kamillenblüten.
   Dosierung: Man trinkt den Aufguß in drei Portionen — morgens, mittags und abends.

Krämpfe im Schlaf
Man sollte nach Möglichkeit in einem Bett mit harter Matratze schlafen.
Eine Chinintablette in einer Tasse Absud von Blüten der Anthemis nobilis auflösen. Zu Ende der Abendmahlzeit trinken.

Wadenkrämpfe
Schmerzhafte Kontraktionen des Wadenmuskels. Zwei Händevoll Kamillenblüten in einen Liter kochendes Wasser geben und einen Absud daraus bereiten. Für feuchte Umschläge und Bäder verwenden.

Kurzsichtigkeit: Siehe Augen

Lähmung

Eingeschränkte Funktion der Bewegungs- und der Sinnesorgane. Die Lähmung kann verschiedene Formen haben: von der Parese, einer teilweisen Lähmung, über die Hemiplegie, die Lähmung einer Körperhälfte, bis zur vollständigen Lähmung.
Man bereitet die folgende Mischung:
  2 g Baldrianwurzel,
  2 g Rosmarinblätter,
0,5 g Adonisröschen (ohne Wurzeln),
  3 g Minzenblätter,
  3 g Kamillenblüten,
  3 g Herzgespannkraut.
Man kocht einen Eßlöffel dieser Mischung zwei Minuten in einer Tasse Wasser auf.
Dosierung: Morgens und abends je eine Tasse von dieser Flüssigkeit leicht gezuckert trinken.

Leber

Für Leberkranke ist ein Aufguß der Anthemis nobilis zum Frühstück ein ideales Mittel.
Man gibt vier bis fünf Köpfchen in eine Tasse kochendes Wasser. Zehn Minuten ziehen lassen und dann abseihen.

100

Lichtempfindlichkeit: siehe Augen
Lider, gerötete: siehe Augen
Lidentzündung: siehe Augen
Lippen, rissige: siehe Hautpflege
Luftschlucken (Aerophagie): siehe Magen

Magen

Aerophagie (Luftschlucken)
Im Prinzip bedeutet dies, daß sich zuviel Luft im Magen befindet. Die Aerophagie hat häufig nervöse Ursachen und kann als Begleitsymptom von verschiedenen Krankheiten auftreten. (Siehe auch Darm)
a) Man läßt die folgende Mischung in 250 ml kochendem Wasser ziehen:
   1 Prise Kamillenblüten,
   2 Prisen Baldrianwurzel,
   1 Prise Minzenblätter.
   Dosierung: Ein halbes Glas unmittelbar nach den Mahlzeiten.
b) Man bereitet die folgende Mischung:
   2 g Kamillenöl,
   4 ml Enziantinktur,
   4 ml Brechnußtinktur.
   Anwendung: Bei Verdauungsstörungen, die von Blähungen begleitet sind, nimmt man acht bis zehn Tropfen vor dem Essen.

Gastritis
Entzündung der Magenschleimhaut, verursacht durch übermäßiges Essen oder durch verdorbene oder zu kalte oder zu heiße Speisen.
a) Man bereitet die folgende Mischung:
   1 Handvoll Kamillenblüten,

1 Handvoll Schöllkraut (frische Blätter und Stiele),
1 Handvoll Klatschrose (zerkleinerte Blüten und Samenkapseln),
1 Handvoll Malve (frische Blätter),
1 Handvoll Brennessel (frische Blätter).
Anwendung: Für lauwarme Packungen, die man auf den
Magen auflegt; für Handbäder.
b) Man bereitet einen Aufguß aus einem halben Liter Wasser und zwei Eßlöffel der folgenden Mischung:
20 g Kamillenblüten,
30 g Tausendgüldenkraut,
30 g Tüpfelfarn (Wurzelstock).
Dosierung: Eine kleine Tasse vor den Mahlzeiten.

Kontraktionen, Krämpfe und Spasmen
a) Man bereitet die folgende Mischung:
1 Handvoll Weißdornblüten,
1 Handvoll Hagebutten (feingehackt),
12 Stück Kamille (feingehackte Blütenköpfchen),
1 Handvoll Schöllkraut (frische Blätter),
1 Handvoll Klatschrose (Blüten und Samenkapseln, fein
gehackt),
1 Handvoll Lavendelblüten,
1 Handvoll Minzenblätter (frisch).
Anwendung: Man legt heiße Kompressen auf den Magen
oder macht Hand- und Fußbäder damit.
b) Gegen Krämpfe und zuviel Magensäure nach den Mahlzeiten bereitet man die folgende Mischung:
2 Prisen Basilikum (ganze Pflanze),
1 Prise Kamillenblüten,
1 Prise Pfefferminzblätter.
Man läßt die Mischung in einem Liter Wasser aufkochen
und seiht sie dann ab.
Dosierung: Vier Tassen täglich.
c) Gegen Krämpfe oder Kontraktionen des Pylorus (Öff-

nung, die sich zwischen Magen und Zwölffingerdarm befindet), die als Folge von Magengeschwüren und Zwölffingerdarmentzündungen auftreten und vor allem nach dem Essen, bereitet man die folgende Mischung:
30 g Rautenblätter,
30 g Kamillenblüten,
30 g Anis (grüne Samen).
Man läßt zwei Eßlöffel von dieser Mischung in einem halben Liter kochendem Wasser ziehen.
Dosierung: Eine kleine Tasse lauwarm vor und nach jeder Mahlzeit trinken.

Magengeschwür
Magengeschwüre kommen besonders häufig vor bei Menschen mit empfindlichem vegetativem Nervensystem. Manchmal werden sie auch verursacht durch eine Überproduktion an Magensäure.
Man bereitet die folgende Mischung:
10 ml Oreganoextrakt (flüssig),
10 ml Melissenextrakt (flüssig),
20 g Kamillenöl.
Man mischt diese Zutaten mit 100 g klarem Schnaps.
Dosierung: Man gibt jeweils ein paar Tropfen auf ein Stückchen Zucker. Nach Bedarf einnehmen, bis die Schmerzen sich legen.

Magenschmerzen aus unterschiedlichen Gründen
a) Man kocht zwei gehäufte Eßlöffel Kamillenblüten in 200 ml Wasser auf.
   Anwendung: Heiß trinken.
b) Man bereitet einen heißen Leinsamenbrei; Kamillenblüten darüber streuen und als Packung auf den Magen legen.

Verdauungsstörungen ,

Eine schlechte Verdauung kann hervorgerufen sein durch übermäßiges Essen, Zahnkrankheiten, mangelhafte Tätigkeit der Magenmuskulatur oder Leberkrankheiten.

a) Man bereitet die folgende Mischung:
   1 Knolle Knoblauch (zerdrückt),
   15 Stücke Anthemis nobilis, (zerstößelte Köpfchen),
   1 Handvoll Thymianblätter.
   Man bereitet aus frischen Brennessel- und Gartenkresseblättern, die man zuvor klein hackt, eine Packung, der man ein Gläschen von dieser Mischung hinzufügt.
   Anwendung: Nach den Mahlzeiten eine heiße Packung auflegen. Man kann diese Mischung auch für Hand- oder Fußbäder verwenden.

b) Man bereitet die folgende Mischung:
   1 Handvoll Schafgarbe (Blüten),
   1 Prise gelber Enzian (Wurzeln),
   1 Knolle Knoblauch, zerdrückt,
   1 Handvoll Malve (Blüten und Blätter),
   1 Handvoll Thymianblätter,
   10 Stück Anthemis nobilis (zerstößelte Blütenköpfchen).
   Anwendung: Man macht mit dieser Mischung Hand- und Fußbäder.

c) Man bereitet einen Kamillenaufguß, dem man einen Teelöffel Fernet Branca oder ein paar Tropfen Kamillenöl hinzufügt.

d) Man bereitet die folgende Mischung:
   20 g Kamillenblüten,
   20 g florentinische Schwertlilie,
   20 g Alpinia (Galgant; Blüten),
   20 g Enzianwurzel,
   10 g Magenwurz (Rhizom),
   30 g Ingwerblüten.
   Man läßt diese Mischung 30 Tage in einem Liter 90prozentigem Alkohol ziehen; abseihen.

Dosierung: Zehn bis fünfzehn Tropfen in ein Glas Wasser oder Kamillenaufguß geben.

e) Ein Zuckerstückchen mit wenigen Tropfen Kamillenöl beträufeln.

f) Bei Mangel an Magensäften:
Man bereitet einen Aufguß aus 5 g Kamillenblüten in einer Tasse Wasser und fügt zwei Tropfen Minzenessenz hinzu.

oder

g) Man läßt die folgende Mischung in einem Liter heißem Wasser ziehen:
10 g Orangenblätter,
20 g Kamillenblüten,
20 g Basilikumblätter,
20 g Salbeiblätter.
20 Minuten ziehen lassen und dann abseihen.
Dosierung: Ein Glas nach den Mahlzeiten.

oder

h) Man läßt die folgende Mischung 20 Minuten in einem halben Liter kochendem Wasser ziehen:
6 g Orangenblätter,
5 g Kamillenblüten.
Dosierung: Eine Tasse nach den Mahlzeiten.

Magen- und Darmkoliken: siehe Koliken
Masken für die Haut: siehe Hautpflege

Mastdarmfisteln und Hämorrhoiden

Man läßt 100 g Kamillenblüten 30 Minuten in einem Liter kochendem Wasser ziehen und seiht dann ab.
Anwendung: Für Klistiere oder für Umschläge.

Mäuse

Manche alte Rezeptbücher empfehlen, Pflanzen der Stinkenden Hundskamille rund um Getreidehaufen oder Getreidesäcke auszustreuen, wenn man Mäuse fernhalten möchte.

Meningitis (Hirnhautentzündung)

Entzündung der Gehirnhäute, besonders der weichen Gehirnhaut, durch verschiedene Erreger. Erfordert sofortige ärztliche Hilfe.

Der folgend beschriebene Aufguß wirkt krampflösend und unterstützt die Behandlung mit Antibiotika und Sulfonamiden:

40 g Weißdornblüten,
10 g Thymianblüten,
20 g Augentrost (ohne Wurzeln).

Man läßt 10 g von dieser Mischung in 35 ml Wasser zu einem Aufguß ziehen.

Dosierung: Ein Eßlöffel alle zwei Stunden.

Meteorismus: siehe Darm
Migräne: siehe Kopfschmerzen
Mumps: siehe Ohrspeicheldrüsenentzündung

Mundgeruch

Nur eine sorgfältige ärztliche Untersuchung kann die tatsächliche Ursache für diese Störung feststellen. Sie kann hervorgerufen sein durch Karies, Stomatitis, Angina, Gastritis, Verdauungsstörungen.

In einer Tasse kochendem Wasser 15 Minuten lang ziehen lassen:

1 Eßlöffel Kamillenblüten.
Anwendung: Nach Bedarf zwei bis drei Tassen täglich heiß trinken.

Muskeln und Knochen

Bindegewebeentzündung
Durch Eiterbakterien erregte, meist von kleinen Hautverletzungen ausgehende Entzündung des Bindegewebes mit Fieber und Schmerzen, die sich oft rasch im Bindegewebe ausbreitet, besonders in den Gliedmaßen.
Eine Handvoll Kamillenblüten in 300 g gutem Olivenöl auf kleinem Feuer sieden lassen; abseihen.
Anwendung: Mit diesem Öl die schmerzenden Stellen einreiben und massieren; anschließend mit einem warmen Tuch umhüllen.

Gicht
Eine Allgemeinerkrankung, die auf einer Störung der Harnsäureausscheidung beruht. Der Gichtanfall beginnt meist plötzlich und mit außerordentlich heftigen Schmerzen.
a) Man legt eine Handvoll frische Kamillenblüten auf die schmerzenden Stellen.
b) Man bereitet die folgende Mischung:
   1 Handvoll Klette, Stengel und Blüten,
   1 Handvoll Anthemis nobilis (zerstößelte Köpfchen),
   1 Handvoll Quecke (zerkleinerte Wurzel),
   1 Handvoll Kohlblätter,
   1 Handvoll Herbstzeitlose (ganze Pflanze),
   1 Handvoll Tüpfelfarn (kleingehackter Wurzelstock),
   1 Handvoll Färberginster (Blüten),
   1 Handvoll Lavendelblüten,
   1 Handvoll Salbeiblätter.
   Anwendung: Für Hand- und Fußbäder.

Gliederschmerzen

100 g gutes Olivenöl erwärmen und 25 g getrocknete Kamillenblüten zwei Stunden darin ziehen lassen. Abseihen und zur Erhöhung der Wirkung 10 g Kampfer hinzufügen.
Anwendung: Mit dieser Mischung die schmerzenden Stellen einreiben.

Hexenschuß (Lumbago)

Ein heftiger, meist plötzlich auftretender und Bewegungen des Rückens erschwerender Kreuz- und Lendenschmerz.
Die schmerzende Stelle mit Kamillenöl einreiben und massieren; anschließend mit einem Wolltuch fest umhüllen.

Knochenhautentzündung (Periostitis)

Schmerzhafte Entzündung der Knochenhaut; sie wird meist durch Prellungen oder Verletzungen hervorgerufen.
Man bereitet aus einer Handvoll Kamillenblüten und einem halben Liter Wasser einen Aufguß.
Anwendung: Kalte Umschläge zur Linderung.

Rheumatismus

Unter Rheumatismus versteht man eine ganze Gruppe von zeitlich wechselnden schmerzhaften Krankheiten der Muskeln, Gelenke, Nerven, Sehnen und des Bindegewebes, die auf »Erkältungen« zurückgeführt werden, durch nasse Kälte verschlimmert und durch Wärme gelindert werden.
a) Man kocht 50 g Kamillenblüten in einem Liter Wasser eine Stunde lang auf und fügt dann 10 g Kampfer hinzu.
   Anwendung: Zur Linderung; man massiert mit diesem Mittel die schmerzenden Gliedmaßen.
b) Man vermischt 10 Teile Kamillenblüten mit 40 Teilen gutem, möglichst frisch gepreßtem Olivenöl.
   Anwendung: Man reibt mit diesem Öl die schmerzenden Stellen ein.

c) Man reibt die vom Rheuma befallenen Stellen mit der folgenden Mischung ein:
50 g Kamillenblüten,
200 g Olivenöl,
20 g Kampfer,
20 ml 60prozentiger Alkohol.
Man gibt die Kamille ins Öl, das man im Wasserbad erwärmt. Zwei Stunden ziehen lassen. Inzwischen löst man den Kampfer im Alkohol auf. Sobald das Öl abgekühlt ist, seiht man es durch eine Serviette hindurch ab und drückt diese gut aus, damit der ganze Kamillensaft herausgepreßt wird. Man vermischt das Öl mit dem Kampferalkohol und bewahrt diese Mischung in einer gut verschließbaren Flasche auf.

Nasennebenhöhlenentzündung (Sinusitis): siehe Atemwege
Nervenkrise: siehe Nervensystem
Nervenschwäche: siehe Nervensystem

Nervensystem

Angstzustände
Zustand der Unruhe, verbunden mit einem Gefühl von Unsicherheit und Angst.
Man läßt einen Eßlöffel von der folgenden Mischung in einer Tasse kochendem Wasser ziehen:
20 g Passionsblume (ganze Pflanze),
20 g Lavendelblüten,
20 g Kamillenblüten,
20 g Weißdornblüten.
Dosierung: Zwei Tassen täglich.

Beruhigungsmittel

a) Man erhält ein vorzügliches Beruhigungsmittel, wenn man 100 g Kamillenblüten in einem Liter gutem trockenem Weißwein 48 Stunden ziehen läßt. Abseihen, in eine Flasche füllen und gut verschließen.

Dosierung: Ein kleines Glas täglich nach den Mahlzeiten.

Man beachte: Dieses Mittel empfiehlt sich besonders für Waagegeborene, deren Natur in starkem Maße nach innerer Ausgeglichenheit und Zufriedenheit verlangt.

b) Man bereitet die folgende Mischung:

60 g Baldrianwurzel (kleingehackt),

30 g Kamillenblüten,

10 g Enzianwurzel (kleingehackt).

Man läßt 5 g von dieser Mischung 20 Minuten in einem Täßchen kochendem Wasser ziehen.

Dosierung: Um ein Gefühl der allgemeinen Ausgeglichenheit zu erreichen, trinkt man zweimal täglich von diesem Aufguß.

c) Man bereitet die folgende Mischung:

50 g Kamillenblüten,

50 g Baldrianwurzel (kleingehackt),

10 g Enzianwurzel.

Man gibt 5 g von dieser Mischung in eine Tasse kochendes Wasser; 20 Minuten ziehen lassen und dann abseihen.

Dosierung: Zweimal täglich.

d) Man bereitet die folgende Mischung:

50 g Kamillenblüten,

60 g Lindenblüten,

100 g Baldrianwurzel (in kleinen Stücken),

100 g Orangenblätter.

Man gibt am Abend 10 g von dieser Mischung in 200 ml heißes Wasser. Über Nacht ziehen lassen und am Morgen abseihen.

Dosierung: Mit Zucker oder besser noch mit Honig

110

süßen und eine Hälfte morgens und eine Hälfte abends
trinken.

Erregungszustände
Sie wirken sich auf das vegetative Nervensystem aus und
steigern meist auch den Herzschlag.
a) Man gibt zwei Prisen Kamillenblüten in einen halben
Liter heißes Wasser.
b) Man bereitet einen Trank aus fünf Tropfen Kamillenöl.
c) Man bereitet die folgende Mischung:
60 g Kamillenblüten,
30 g Hopfen, Blüten,
Man vermischt die beiden Kräuter und gibt 3 bis 5 g
davon in eine Tasse heißes Wasser. Mit Honig süßen.
Dieser Aufguß ist auch schlaffördernd.

Erschöpfung, allgemeine, nervlich bedingt
a) Man bereitet die folgende Mischung:
5 g bittere Orangen (Blüten),
10 g Kamillenblüten,
10 g Minzenblätter,
5 g Gewürznelken,
5 g Rosmarinzweige,
10 g Salbeiblätter,
5 g Passionsblume (ganze Pflanze).
Man übergießt die Mischung mit einem Liter kochendem
Wasser; zehn Minuten ziehen lassen und dann abseihen.
Dosierung: Morgens und abends je eine Tasse.
b) Man bereitet die folgende Mischung:
25 g Gewürznelken,
35 g Schale von bitteren Orangen (kleingehackt),
7 g Kamillenblüten,
40 g Pfefferminzblätter,
10 g Baldrianwurzel,
15 g Salbeiblätter.

Man kocht einen Eßlöffel von dieser Mischung in einem Viertelliter Wasser eine halbe Minute lang auf; vier Stunden ziehen lassen.

Dosierung: Man trinkt eine Hälfte dieser Mischung am Morgen und die andere am Abend.

Nervenkrise

a) Man gibt einen Eßlöffel Kamillenblüten in eine Tasse kochendes Wasser; 20 Minuten ziehen lassen, abseihen und den Aufguß dann heiß trinken.

b) Man gibt fünf bis acht Tropfen Kamillenöl auf einen Zuckerwürfel.

Nervenschwäche

Man bereitet die folgende Mischung:

25 g Baldrianwurzel,

25 g Minzenblätter,

25 g Orangenblätter,

15 g Lindenblüten,

20 g Kamillenblüten.

Man gibt einen Eßlöffel von dieser Mischung in eine Tasse kochendes Wasser und läßt das Ganze eine Nacht lang ziehen.

Dosierung: Man trinkt eine Hälfte dieses Aufgusses am Morgen und eine am Abend.

Nervöse Störungen aus unterschiedlichen Ursachen

Man läßt 80 g Kamillenblüten in einem Liter kochendem Wasser 20 Minuten ziehen.

Dosierung: Je nach Bedarf täßchenweise trinken.

Nervosität

a) Man läßt 80 g Kamillenblüten einen Tag lang in einem Liter Marsala oder trockenem Weißwein ziehen.
   Dosierung: Nach Bedarf zwei bis drei Gläschen pro Tag.
b) Man läßt 70 g Kamillenblüten in einem Liter kochendem Wasser 20 Minuten lang ziehen.
   Dosierung: Täßchenweise, nach Bedarf.
c) Man läßt 15 Blütenköpfchen der Anthemis nobilis in einem Liter kochendem Wasser zehn Minuten ziehen; abseihen.
   Dosierung: Jeweils eine kleine Tasse lauwarm und leicht gezuckert vor den Mahlzeiten.
d) Man bereitet die folgende Mischung:
   60 g Kamillenblüten,
   120 g Baldrianwurzel, kleingehackt,
   120 g Enzianwurzel, kleingehackt.
   Man läßt eine Prise von dieser Mischung in einer Tasse kochendem Wasser eine halbe Stunde lang ziehen.
   Dosierung: Eine Hälfte morgens und die andere Hälfte abends.

Neurose

Durch seelische Krisen verursachte Störungen, die sich im vegetativen Nervensystem aber auch an anderen Organen äußern können.

a) Man läßt einen Eßlöffel Kamillenblüten in einer Tasse kochendem Wasser 15 Minuten lang ziehen. Heiß trinken, nach Bedarf.
b) Man gibt fünf Tropfen Kamillenöl auf einen Würfel Zucker, den man in einer Tasse Wasser auflöst.
   Dosierung: In langsamen Schlucken trinken. Falls notwendig mehrmals – bis zu dreimal – täglich.

Streß
Eine typische Erscheinung der heutigen Zeit. Er ist meist zurückzuführen auf übermäßig viel Arbeit, zu wenig Entspannung, Verdauungsstörungen, Nervosität.
Man gibt eine Handvoll Kamillenblüten in einen halben Liter kochendes Wasser; eine Viertelstunde ziehen lassen und dann abseihen.

Nervosität: siehe Nervensystem
Nervosität bei Kindern: siehe Säuglinge und Kleinkinder
Nesselausschlag: siehe Hautkrankheiten

Neuralgie

Allgemeine und schmerzhafte Störung, die auf eine Verletzung oder Entzündung eines oder mehrerer Nerven zurückgeht; im allgemeinen ist der Schmerz auf eine Stelle begrenzt.
Man bereitet einen Aufguß aus einer Tasse kochendem Zuckerwasser, in die man Kamillenblüten und einen Eßlöffel Orangenschale gibt.

Nierenentzündung

Sie ist meist verursacht durch eine Infektion.
Man kocht 10 g Kamillenblüten in zwei Liter Wasser 30 Minuten lang auf.
Anwendung: Man macht mit dieser Mischung möglichst heiße Umschläge.

Nieren- und Leberkoliken: siehe Koliken

Ohnmacht

Vorübergehende Bewußtlosigkeit, verursacht durch eine momentane Blutleere im Hirn.

Man läßt die folgende Mischung in 100 g Olivenöl 15 Tage lang ziehen:

15 g Rautenblätter,
10 g Kamillenblüten,
10 g Passionsblume (Blätter),
10 g Zimt (Schale).

Dosierung: Man nimmt zweimal täglich einen Würfel Zukker mit jeweils 10 Tropfen von diesem Öl.

Ohren

Ohrenentzündung, Akute

Sie wird im allgemeinen verursacht durch Erkältungen oder durch Mandelentzündungen.

Man läßt einen Teil Kamillenblüten in fünf Teilen reinem Olivenöl sieden. Diese Mischung trägt man auf die erkrankte Stelle auf und träufelt ein paar Tropfen von dem Öl lauwarm ins Ohrinnere.

Ohrenschmerzen

Schmerzen, die unterschiedliche Ursachen haben können und meist durch Ohrentzündungen hervorgerufen werden.

a) Man bereitet einen Absud aus einer Handvoll Kamillenblüten und einem Viertelliter Wasser.
   Anwendung: Als heiße Lotion.

b) Man führt in den vorderen Teil des Gehörganges einen mit Kamillenöl getränkten Wattebausch ein. Diese Arznei braucht eine gewisse Zeit, bevor sie ihre volle Wirkung entfaltet.

Ohrspeicheldrüsenentzündung oder Mumps

Die Ohrspeicheldrüsen, die sich unterhalb der Ohren befinden, können sich aus verschiedenen Gründen entzünden. Mumps kommt sehr häufig vor und wird durch einen Virus verursacht. Dies ist eine typische Kinderkrankheit, die aber auch Erwachsene bekommen können. Um Komplikationen zu vermeiden, sollte man sich vor Kälte in acht nehmen.

a) Man läßt eine Handvoll Kamillenblüten in einem Liter heißem Wasser ziehen.

Anwendung: Für heiße Umschläge.

b) Man bringt 100 ml gutes Olivenöl und 100 ml Leinöl zum Kochen und gibt dann die folgende Mischung hinein:

40 g Lilienknollen (zerkleinert),

30 g Kamillenblüten,

30 g Mauerkraut (Blätter).

Man läßt diese Mischung zehn Tage ziehen.

Anwendung: Zweimal täglich die geschwollenen Ohrspeicheldrüsen damit einreiben und anschließend mit einem Wattebausch bedecken.

Orangenhaut: siehe Hautpflege

Periostitis (Knochenhautentzündung): siehe Muskeln und Knochen

Regelblutungen, unregelmäßige: siehe Regelstörungen

Regelstörungen

Amenorrhöe (Ausbleiben der Monatsregel)

a) Man kocht in einer Tasse Wasser einen Eßlöffel der folgenden Mischung auf:

20 g Benediktenkraut (Blüten),
20 g Rautenblätter,
20 g Petersilienwurzel,
20 g Kamillenblüten.
Dosierung: Drei Tassen täglich, nicht zu den Mahlzeiten.
b) Man gibt fünf Tropfen Kamillenöl zusammen mit wenig
Zucker in ein Glas Wasser.
Dosierung: Zweimal täglich, nicht zu den Mahlzeiten.
c) Man läßt 30 g Kamillenblüten 20 Minuten in einem Liter
kochendem Wasser ziehen.
Dosierung: Drei kleine Tassen täglich.

Regelblutungen, Unregelmäßige
Häufig verbunden mit starken Schmerzen, die manchmal
nur kurz anhalten und sich oft auch in Kopfschmerzen
äußern.
a) Man gibt die folgende Mischung in einen halben Liter
kochendes Wasser und läßt sie 12 Stunden darin ziehen:
20 g Orangenblüten,
5 g Kamillenblüten,
5 g Venushaar (Zweige).
Man fügt dem abgeseihten Aufguß 300 g einfachen Sirup
hinzu.
Dosierung: Fünf Eßlöffel pro Tag.
b) 10 g Orangenblüten,
5 g Wermutblüten,
10 g Kamillenblüten,
5 g Venushaar (Kraut),
10 g Wiesenknöterich (Blätter),
5 g Rosmarinzweiglein,
5 g Salbeiblätter.
Man gibt diese Mischung in einen Liter kochendes Wasser. Eine halbe Stunde ziehen lassen und dann abseihen.
Dosierung: Zwei bis drei Gläschen pro Tag.
c) Um Regelschmerzen vorzubeugen:

Man gibt 40 g Blüten der Anthemis nobilis in 1 ½ Liter Wasser. Eine halbe Stunde lang kochen lassen.

Dosierung: Man beginnt mit der Behandlung zwei Tage vor Einsetzen der Regel. Jede halbe Stunde 100 ml von dem Aufguß trinken.

d) Man läßt die folgende Mischung in einem Liter kochendem Wasser fünf Minuten lang ziehen; anschließend abseihen.

7 g Lindenblüten,
7 g Anthemis nobilis (Blüten),
7 g Melisse (Blätter und Blüten),
7 g Wermut (Blätter).

Dosierung: Man nimmt abwechselnd vier Eßlöffel ganz frisch gepreßten Petersiliensaft (die Wirksamkeit liegt in der Frische) und vier Eßlöffel von diesem Aufguß, den man so heiß wie möglich trinkt.

Rheumatismus: siehe Muskeln und Knochen

Röteln

Eine Infektionskrankheit, die vorwiegend bei Kindern auftritt und mit masernähnlichem Hautausschlag, Lymphknoten- und Milzschwellung einhergeht. Sie hinterläßt lebenslängliche Immunität. Die an sich harmlose Krankheit kann, wenn sie in den ersten drei Schwangerschaftsmonaten einer Frau auftritt, schwere Keimschädigungen hervorrufen, die zu Mißbildungen des Kindes führen.

Man läßt 20 g Kamillenblüten 15 Minuten in einem Liter kochendem Wasser ziehen.

Dosierung: Drei Tassen täglich mit jeweils einer Scheibe Zitrone.

Ruhr: siehe Darm

Säuglinge und Kleinkinder

Bauchschmerzen
Die Matricaria chamomilla ist ein hervorragendes Mittel für Säuglinge.
Neugeborenen kann man von den ersten Lebenstagen an einen ganz leichten Aufguß verabreichen, den man mit einer Süßstofftablette gesüßt hat. Der Aufguß hilft bei Bauchschmerzen, die vor allem in den ersten drei Monaten sehr häufig sind. Er ist auch gut für Babys, die nicht gestillt werden, und er ist ein wahres Allheilmittel bei Verdauungsstörungen. In diesem letzteren Fall ist das Öl häufig vorzuziehen: Man gibt fünf oder sechs Tropfen auf ein wenig Zucker.

Brechdurchfall: siehe Darm

Nervosität
Dieses Rezept ist für die stillende Mutter gedacht.
Man läßt die folgende Mischung in 300 ml kochendem Wasser eine Stunde lang ziehen:
 7 g Kamillenblüten,
 3 g Salbeiblätter,
10 g Anissamen,
10 g Minzenblätter.
Dosierung: Man trinkt die abgeseihte Flüssigkeit in drei Portionen (so heiß wie möglich) im Laufe des Tages, jeweils vor dem Stillen.

Schlaflosigkeit bei Kindern
In jedem Fall empfiehlt es sich, einen leichten Kamillentrank zu verabreichen. Wenn die Kinder diesen Aufguß zurückweisen, bereitet man einen konzentrierten Aufguß, indem man ein Drittel der bei normaler Dosierung üblichen Wassermenge nimmt.

Anwendung: Für Klistiere, die man mit Hilfe eines entsprechenden, speziell für Kinder geeigneten Gerätes verabreicht.

Zahnen, Schmerzen beim
Juckreiz und Schmerzen im Zahnfleisch, von denen Kinder in der Zeit des Zahnens gequält werden.
Man bereitet einen starken Aufguß, indem man zwei gehäufte Eßlöffel Kamillenblüten in zwei Tassen heißes Wasser gibt; 20 Minuten lang ziehen lassen und dann abseihen.
Anwendung: Man reibt das Zahnfleisch mit Watte ein, die man mit dem Aufguß getränkt hat.

Schlaflosigkeit

Schlafschwierigkeiten, die verschiedenerlei Ursachen haben können, wie schlechte Verdauung, Angstzustände, Nervenkrankheiten.
a) Man läßt 100 g Kamillenblüten zwei oder drei Tage in einem Liter Marsala ziehen.
   Dosierung: Jeden Abend ein kleines Glas.
b) Man läßt 30 g Kamillenblüten 15 Minuten in einem Liter kochendem Wasser ziehen.
   Dosierung: Man trinkt diesen Aufguß täßchenweise, nach Bedarf.
c) Man bereitet die folgende Mischung:
   50 g Lindenblüten,
   20 g Küchenschelle,
   10 g Baldrianwurzel,
   20 g Kamillenblüten.
   Ein gehäufter Eßlöffel auf eine Tasse heißes Wasser ist für diesen Aufguß ausreichend. Man läßt die Kräuter 20 Minuten darin ziehen und seiht dann ab.
   Dosierung: Eine Tasse vor dem Schlafengehen.

d) Man läßt zwei Eßlöffel der folgenden Mischung fünf Minuten in kochendem Wasser ziehen:

25 g Baldrianwurzel (kleingeschnitten),
25 g Passionsblume (ganze Pflanze),
25 g Weißdorn (Blüten),
30 g Hopfenfrüchte,
30 g Melissenblätter,
50 g Kamillenblüten.

Dieses Rezept nützt vor allem bei sehr hartnäckiger Schlaflosigkeit.

Dosierung: Zwei Gläser täglich, eins eine Stunde und eins fünf Minuten vor dem Schlafengehen.

e) Man gibt in eine Tasse kochendes Wasser die folgende Kräutermischung:

1 Teelöffel Lindenblüten,
1 Teelöffel Baldrianwurzel,
1 Teelöffel Kamillenblüten,
1 Teelöffel Orangenblüten,
1 Teelöffel Passionsblumenblüten.

Abseihen und vor dem Schlafengehen langsam, in kleinen Schlucken trinken. Dieser Aufguß eignet sich vorzüglich als Schlaftrunk für ältere Leute.

Schlaflosigkeit bei Kindern: siehe Säuglinge und Kleinkinder
Schnupfen: siehe Atemwege

Schüttelfrost

Frösteln kann bei einer Reihe krankhafter Zustände von innen her erzeugt werden. In verschiedenen Muskelgruppen werden hierbei leichte Krämpfe ausgelöst.

Man läßt die folgende Mischung 10 Tage in einem halben Liter gutem klarem Schnaps ziehen:

20 g Chinarinde,
15 g Hopfen (Fruchtzapfen),
20 g Kamillenblüten.
Dosierung: Ein Gläschen von diesem Likör beim ersten Krankheitsanzeichen.

Schwächezustand, Allgemeiner

Müdigkeit, verbunden mit verminderter Belastungsfähigkeit.
Man bereitet die folgende Mischung:
 60 g Kamillenblüten,
120 g Baldrianwurzel (zerkleinert),
 20 g Enzianwurzel (zerkleinert).
Man vermischt die Kräuter gut miteinander. Man nimmt – pro Portion – jeweils eine Prise davon und läßt sie eine halbe Stunde in einer Tasse kochendem Wasser ziehen.
Anwendung: Man trinkt eine halbe Tasse von diesem Aufguß morgens und eine halbe Tasse abends.

Schweißtreibendes Mittel

Arznei, die eine mehr oder minder starke Schweißbildung bewirkt. Sie empfiehlt sich vor allem bei Entgiftungsbehandlungen und bei Abmagerungskuren.
Man bereitet einen Aufguß aus zwei Prisen Kamillenblüten und einem Glas Wasser. Man kann auch 5 g Kamillenöl in einem Glas Wasser auflösen.

Schwere in den Beinen

Die Schwere in den Gliedern, vor allem in den Beinen, wird hervorgerufen durch eine Verlangsamung des Blutkreislaufs. Man läßt in einer Tasse heißem Wasser die folgende Mischung ziehen:
1 Prise Fenchelknolle,
3 Prisen Kälberkropf (Blätter),
2 Prisen Kamillenblüten.
Dosierung: Morgens und abends je eine Tasse heiß von diesem Aufguß trinken.

Schwitzen, Übermäßiges

Man bereitet einen konzentrierten Kamillenaufguß aus 40 g Kamillenblüten und einem Liter kochendem Wasser.
Anwendung: Drei oder vier kleine Gläser pro Tag.

Sehschwäche: siehe Augen
Sinusitis: siehe Atemwege

Skrofulose

Tuberkulöse Halsdrüsenkrankheit, die meist bei Kindern auftritt und sich in Entzündungen der Nase und der Mundhöhle sowie in Schwellung der Lymphdrüsen äußert.
Äußerlich einreiben mit Kamillenöl.

Spasmophilie

Übererregbarkeit des Nervensystems; sie äußert sich in plötzlichen, unkoordinierten Bewegungen, die mit den Sym-

ptomen des Veitstanzes verwechselt werden können. (Siehe auch Nervensystem.)
Man bereitet die folgende Mischung:
25 g Baldrianwurzel,
25 g Minzenblätter,
25 g Orangenblätter,
25 g Lindenblüten,
15 g Kamillenblüten.
Einen Eßlöffel von dieser Mischung in eine Tasse kochendes Wasser geben, eine Nacht hindurch ziehen lassen und dann abseihen.
Anwendung: Morgens nüchtern, direkt nach dem Aufwachen, und abends vor dem Schlafengehen ein Glas trinken.

Spulwürmer: siehe Darmparasiten

Stomatitis

Entzündung der Mundschleimhaut, die oft mit Zahnfleischentzündung verbunden ist. Sie kann durch verschiedene Erreger, durch Vergiftung oder durch Haut- und Blutkrankheit entstehen.
Man läßt in einem Viertelliter kochendem Wasser 30 Minuten die folgende Mischung ziehen:
15 g Kamillenblüten,
20 g Salbeiblätter.
Anwendung: Möglichst häufig Mundspülungen damit vornehmen.

Streß: siehe Nervensystem
Stuhldrang: siehe Darm

Tachykardie: siehe Herz

Tremor

Muskelzittern. (Siehe auch Nervensystem.)
Man gibt eine Handvoll Kamillenblüten in einen Liter kochendes Wasser; abseihen.
Dosierung: Zwei oder drei Tassen täglich, mit Zucker oder Honig süßen.

Trockene Haare: siehe Haare
Trockene Haut: siehe Hautpflege

Übelkeit

Gefühl des Unwohlseins, das sich in Widerwillen vor der Nahrungsaufnahme und in Brechreiz äußert.
Eine Tasse Kamillenaufguß kann in diesem Fall sehr hilfreich sein.

Unterleibskoliken: siehe Koliken

Verdauungsstörungen: siehe Magen

Verstopfung: siehe Darm

Wassersucht

Die krankhafte Ansammlung aus dem Blut stammender wasserähnlicher Flüssigkeit in den Gewebsspalten oder in den Leibeshöhlen; auch schlecht genährte Zellen können Wasser speichern.
Dieses Rezept stammt aus einem Rezeptbuch, das im Jahre 1675 erschienen ist. *Ausgezeichnete Arznei für Umschläge gegen die Wassersucht:*

»Wurzeln der Zaunrübe (Bryonia), Wurzeln des echten Alant, Knolle der florentinischen Schwertlilie, Dillblätter, von jedem 1½ Unzen

Oregano, Bergminze, Anissamen, Fenchelknolle, je 1½ Handvoll

Kümmel, Lorbeeren, je ½ Unze

Leinsamen 2 Quentchen

Blüten von der Matricaria chamomilla oder von der Anthemis nobilis, vom Holunder, vom Honigklee, vom Dill, je 1 Handvoll

Aschenlauge von Rebenschößlingen soviel wie nötig.

Man koche alle diese Zutaten in der Aschenlauge von Rebenschößlingen; in diese Aufkochung, die man zuvor gut abgeseiht hat und die schön heiß sein soll, taucht man ein Stück Stoff, das man sodann gut auf den ganzen Bauch auflegt.«

Weibliche Geschlechtsorgane

Ausfluß

Man bereitet die folgende Mischung:

40 g Walnußblätter,

30 g gemeiner Weiderich (ganze Pflanze),

30 g Myrtenblätter,

20 g Hirtentäschel (ganze Pflanze),

30 g Kamillenblüten.

Dosierung: Fünf kleine Tassen pro Tag, nicht zu den Mahlzeiten.

Scheide

Für Waschungen und Spülungen benutzt man einen Kamillenaufguß. Damit die Flüssigkeit sich gut in der Vagina verteilt, streckt man sich auf dem Bett aus und lagert das Becken ein wenig höher. In akuten Fällen kann man im Kamillenaufguß lauwarme Sitzbäder nehmen.

Scheidenjucken
Es tritt häufig in den Wechseljahren auf.
Man bereitet einen Aufguß von der Anthemis nobilis, indem
man 15 Blütenköpfchen in einem Liter kochendem Wasser
10 Minuten ziehen läßt und dann abseiht. Man fügt dieser
Flüssigkeit einen Eßlöffel weißen Essig hinzu.
Anwendung: Für Waschungen, die man vier bis fünf Mal
pro Tag vornimmt. (Siehe dazu auch Regelstörungen.)

Unterleibserkältungsschmerzen
Folgendermaßen äußert sich Jacopo Albertazzi dazu:
»Man nehme eine Muskatnuß, grob zerhackt oder zerstö-
ßelt, zusammen mit zwei Kamillenwurzeln und sechs oder
acht Unzen guten Weißweines, man lasse das Ganze um ein
Drittel zusammenkochen, man seihe sodann ab, gebe zwei
Quentchen Zucker hinzu und trinke dies.«

Unterleibsschmerzen, nervös bedingt
Man bereitet die folgende Mischung:
15 g Wermutkraut,
20 g Kamillenblüten,
 5 g Mariendistel, ohne Wurzeln.
Man läßt diese Mischung in einem Liter heißem Wasser 25
Minuten ziehen und seiht dann ab.
Dosierung: Eine oder zwei kleine Tassen täglich, nicht zu
den Mahlzeiten.

Wunden

a) Man bereitet einen Aufguß aus Kamillenblüten, indem
   man eine Handvoll Blütenköpfchen in einen halben Liter
   Wasser gibt. Man verwendet diesen Aufguß für Umschläge. Dieses Mittel kann bei kleinen Riß- oder Schürfwun-
   den sehr hilfreich sein: in ernsteren Fällen muß selbstver-
   ständlich ein Arzt hinzugezogen werden.

b) *Wunderbares Geheimnis zur Heilung von Stichschmerzen in drei Stunden.* Aus einem unveröffentlichten Rezeptbuch der Biblioteca Spoletina:

»Man nehme ein frisches Hühnerei, verschlage das Weiß und das Gelb gut miteinander, füge eine Tasse Kamillenöl hinzu und trage Sorge, daß besagtes Öl sich gut mit besagtem Ei verbinde, sodann nehme man ein Stück Leinen oder leichtes Werg oder Seide und verteile die beschriebene Mischung darüber und erhitze sie auf kleinem Feuer und gebe sie sofort auf die Stelle, wo die Person den Stich fühlt und befestige diese Packung gut, damit sie nicht herabfalle, und sodann möge der Kranke zu Bett gehen und lasse sich gut zudecken und bleibe dort für das Maß von drei Stunden, und er wird sofort geheilt werden in dieser Zeit mit Gottes Hilfe, und dies ist mehrere Mal versucht worden und es ist wahr.«

Würmer: siehe Darmparasiten
Wurmmittel: siehe Darmparasiten

Zahnen: siehe Säuglinge und Kleinkinder

Zahnschmerzen

Man bereitet aus 10 g Kamillenblüten und einer Tasse kochendem Wasser einen kräftigen Absud.
Anwendung: Für Mundspülungen.

Zittern: siehe Tremor

Xantoma: siehe Augen

Elixiere, Liköre und andere Getränke

auf der Basis von Kamille
und anderen Würz- und Arzneipflanzen

Aperitif

a) Man gibt vier bis fünf Köpfchen der Anthemis nobilis auf eine Tasse kochendes Wasser: diesen Aufguß trinkt man vor den Hauptmahlzeiten. Oder man gibt 0,25 g flüssigen Extrakt der Anthemis nobilis auf einen Liter Wasser. Manche Ärzte raten davon ab, den Anthemis-nobilis-Aufguß nach den Mahlzeiten einzunehmen, weil ihre Wirkung in erster Linie darin besteht, »magenöffnend« zu wirken.

b) Man läßt zehn bis fünfzehn getrocknete Kamillenblüten zehn Minuten in einem Liter Wasser ziehen. Gläschenweise vor den Hauptmahlzeiten trinken.

Verdauungslikör

a) Man läßt 100 g getrocknete Kamillenblüten in einem Liter Weißwein zehn Tage lang ziehen.
Dosierung: Zwei kleine Gläser pro Tag, nach den Hauptmahlzeiten.

b) Man läßt vier gehäufte Eßlöffel getrocknete Kamillenblüten in einem Liter gutem trockenem Weißwein ziehen. 40 Tage ruhen lassen und dann abseihen. Gläschenweise nach den Hauptmahlzeiten trinken. Dieser Verdauungslikör eignet sich auch sehr gut als Aperitif.

Verdauungstrank aus Würzkräutern

Man läßt die folgenden Kräuter acht Tage in 600 ml reinem Alkohol und in 200 ml Wasser ziehen:
6 g Thymian (Blätter und Blüten),
4 g Raute (blühende Spitzen),
8 g Rainfarn (blühende Spitzen),
16 g Salbeiblätter,
6 g Chinarinde,
10 g Rosmarin (Blüten und Blätter),
10 g Pfefferminze (blühende Spitzen),
12 g Melisse (Blätter und blühende Spitzen),
10 g Majoran (blühende Spitzen),
12 g Basilikum (Blätter und blühende Spitzen),
8 g Lavendelblüten,
12 g Kamillenblüten.
Ziehen lassen, abseihen und 300 g Zucker hinzufügen.
Dosierung: Einen Teelöffel auf ein Glas Wasser nach den Hauptmahlzeiten.

Kamilla

Ein Likör, der aufgrund seiner tonisch-verdauungsfördernden Eigenschaften und aufgrund seines vorzüglichen Geschmacks zu jeder Tageszeit serviert bzw. getrunken werden kann.
1 Eßlöffel schwarze Teeblätter,
2 Eßlöffel Kamillenblüten,
2 Eßlöffel Sudan-Malvenblüten (Karkaden),
1 Apfel in 4 Stücken,
½ Zitrone in vier Stücken,
350 ml 95prozentiger Alkohol,
350 ml Wasser,
300 g Zucker.

Mit der einen Hälfte des Wassers bereitet man Tee-, Kamillen- und Karkaden-Aufguß. Die andere Hälfte verarbeitet man zu Sirup, indem man das Wasser zum Kochen bringt und den gesamten Zucker darin auflöst. Man gießt beide Teile, sobald sie abgekühlt sind, in ein 1,5 kg fassendes Glasgefäß und fügt Apfel, Zitrone und Alkohol hinzu. Gut verschließen, 18 Tage lang ziehen lassen und zwischendurch immer wieder einmal schütteln. Durch Gaze hindurch abseihen, in Flaschen füllen und gut verschließen. Bevor man diesen Likör trinkt, sollte man ihn noch einmal sechs Monate ziehen lassen.

Karxu

Ein wirksamer Magenlikör, der sehr angenehm schmeckt.
3 Eßlöffel Kamillenblüten,
3 Eßlöffel Sudan-Malvenblüten,
1 (nur das Gelbe) Zitronenschale,
9 Blätter Melisse,
500 ml Wasser,
300 ml 95prozentiger Alkohol,
200 g Zucker.
Man erhitzt das Wasser und bereitet die Aufgüsse von Kamille und Sudan-Malven wie üblich (3 Eßlöffel auf 3 Tassen kochendes Wasser). Abseihen, den Zucker darin auflösen, abkühlen lassen und zusammen mit Melisse, Zitronenschale und Alkohol in ein 1 kg fassendes Gefäß geben.
Sechs Wochen lang ruhen lassen, durch Gaze hindurch abseihen, in Einliterflaschen füllen, verschließen und vor Gebrauch mindestens sechs Monate ziehen lassen.

»33«

Ein magenfreundlicher und verdauungsfördernder Likör, der aus 33 Arzneikräutern hergestellt wird.

2 Blätter Lorbeer,
1 Prise Anissamen,
5 g zerkleinerte Schale von bitteren Orangen,
1 Prise Wermut (blühende Spitzen),
3 Stück Artischockenblätter (zerkleinert),
1 Prise Kamillenblüten,
5 g Zimtpulver,
½ Walkerdistel (dipsacus fullonum; zerkleinerte Wurzel),
½ stengellose Eberwurz (zerkleinerte Wurzel),
1 Prise Karottensamen,
1 Prise Kümmel,
4 Stück Zitronenkraut (Blätter),
¼ Schale einer großen Zitrone,
5 Stück Gewürznelken,
½ Wegwarte (Wurzel),
4 Stück Koriander,
1 Stückchen Enzianwurzel,
5 Stück Wacholderbeeren,
1 Eßlöffel Sudan-Malvenblüten,
1 Prise Malvenblätter,
4 Stück Melissenblätter,
4 Stück Pfefferminzblätter,
1 Stück Mandarine,
4 Stück Krauseminzeblätter,
1 Stückchen Süßholzwurzel,
1 Stück grüne Walnuß,
1 Prise Heckenrose (Blütenblätter),
1 Stückchen Rhabarberwurzel,
1 Prise Schafgarbe (blühende Spitzen),
1 Prise Origano (blühende Spitzen),
½ Ackerdistel (zerkleinerte Wurzel),

1 Eßlöffel schwarze Teeblätter,
1 Prise Thymian (blühende Spitzen),
200 g Zucker,
400 ml lieblicher Wein,
400 ml 95prozentiger Alkohol.
Man läßt alle Kräuterzutaten in einem 1 kg fassenden Glasgefäß zusammen mit dem Alkohol 10 Tage ziehen. Man gibt den Wein in ein Glasgefäß und löst den Zucker darin auf und schüttelt gut durch. Diesen Sirup gibt man zu der anderen Mischung und läßt alles miteinander einen Monat ziehen. In eine Einliterflasche abseihen, gut verschließen und vor Gebrauch sieben Monate ruhen lassen.

Erbix

Kräuterlikör mit stärkenden und verdauungsfördernden Eigenschaften.
5 Stück Zitronenblätter,
1 Prise Teeblätter,
12 Stück Minzenblätter,
3 Stück Lorbeerblätter,
1 Prise Kamillenblüten,
5 Stück Wacholderbeeren,
1 Prise Rosmarin,
5 Stück Gewürznelken,
1 Prise Zimt (gemahlen),
1 Löwenzahnwurzel (zerkleinert),
250 ml 95prozentiger Alkohol,
250 g Zucker,
250 ml weißer Wermut.
Man vermischt in einem 1,5 kg fassenden Glasgefäß Alkohol und Wermut und gibt alle Zutaten mit Ausnahme des Zuckers hinein. 15 Tage ziehen lassen.
Durch ein nicht zu dicht gewebtes Tuch in eine Einliterfla-

sche abseihen, in die man zuvor den Zucker hineingegeben hat. Gut verschließen und einen Monat lang täglich einmal gut durchschütteln.

Weitere vier Monate ruhen lassen, noch einmal abseihen und in eine gut verschließbare Flasche füllen. Trinkbar ist dieser Likör nach weiteren zwei Monaten.

Erbo

Ein appetitanregender und verdauungsfördernder Likör, den man zu jeder Tageszeit trinken kann.

5 Stück Zitronenblätter,
5 Stück Lorbeerblätter,
5 g Schale von bitteren Orangen (feingehackt),
5 Stück Krauseminzenblätter,
5 Stück Zitronenkraut (Blätter),
1 Prise Basilikumblätter,
1 Prise Salbeiblätter,
1 Prise Rosmarin (Blätter und Blüten),
5 Stück Gewürznelken,
4 Stück Wacholderbeeren,
1 Prise Teeblätter,
1 Prise Kamillenblüten,
1 gehäufter Eßlöffel Sudan-Malvenblüten,
5 g Zimt, gemahlen,
250 g Zucker,
250 ml Wasser,
300 ml 95prozentiger Alkohol.

Man läßt in einem 1,5 kg fassenden Glasgefäß alle Kräuter zusammen mit dem Alkohol sechs Tage lang ziehen, löst dann den Zucker in kochendem Wasser auf, läßt den so erhaltenen Sirup (Wasser und Zucker) abkühlen und gibt ihn zu der Würzmischung. Vier Tage lang dreimal täglich gut durchschütteln.

Nach drei Monaten in Flaschen abseihen und gut verschließen. Der Likör ist trinkbar, nachdem man ihn mindestens
drei Monate hat ruhen lassen.

Magenbitter

Ein trockener, aromatischer Magenlikör, für den man eine
ganze Reihe verschiedener Kräuter benötigt. Er wirkt appe-
titanregend und verdauungsfördernd.
5 Stück Pfefferminzblätter,
5 Stück Krauseminzeblätter,
1 Prise Walkerdistel (zerkleinerte Wurzel),
10 Stück Wermutblätter,
5 g Schale von bitteren Orangen,
5 Stück Salbeiblätter,
3 Stück Zitronenkraut (Blätter),
12 Stück Kamillenblüten,
5 g Zimt (gemahlen),
5 Stück Gewürznelken,
1 Prise Muskatnuß (gerieben),
½ Eßlöffel Anis (grüne Samen),
1 Eßlöffel Sudan-Malvenblüten,
1 Zitronenschale (gerieben),
¼ Pampelmusenschale,
1 Löwenzahn (zerkleinerte Wurzel),
800 ml weißer Wermut,
300 ml 95prozentiger Alkohol.
Man läßt in einem ca. 1/2 Liter fassenden Glasgefäß alle
Kräuter zusammen mit dem Alkohol sechs Tage lang ziehen.
Man seiht den Alkohol in eine Einliterflasche hinein ab und
läßt den Rückstand zusammen mit dem Wermut in einem
1 kg fassenden Gefäß sechs weitere Tage ziehen. Erneut in
die Flasche hinein abseihen, in die man bereits den Kräuter-
alkohol gegossen hat.

Gut durchschütteln, verschließen und einen Tag lang ziehen lassen, dann durch ein Gazetuch hindurch in die Einliterflasche abfüllen. Zustöpseln und vor Gebrauch mindestens sieben Monate ziehen lassen.

Liköre auf Kamillenbasis

a) Dieser Likör hat hervorragende verdauungsfördernde und nervenberuhigende Wirkung. Er kann sowohl heiß als auch kalt getrunken werden, nach dem Essen oder vor dem Schlafengehen.

50 g Kamillenblüten
½ Ackerdistel (Wurzel),
1 Zitronenschale,
5 g Schale von bitterer Orange (kleingehackt),
1 Prise Karottensamen,
300 g Zucker,
300 ml Wasser,
300 ml 95prozentiger Alkohol.

Man gibt in ein 1 kg fassendes Glasgefäß die Kamillenblüten, die Zitronenschale und den Alkohol. Alles zusammen 15 Tage ziehen lassen. Das Wasser bis zum Aufkochen erhitzen, den Zucker im Wasser auflösen, gut durchrühren und dann abkühlen lassen. Man gibt den so erhaltenen einfachen Sirup ebenfalls ins Glasgefäß hinein, verschließt das Gefäß gut, schüttelt täglich durch und läßt diese Mischung einen Monat ziehen. Durch ein Gazetuch abseihen in eine 750-ml-Flasche; gut verstöpseln. Der Likör ist trinkbar, nachdem man ihn mindestens drei Monate hat ruhen lassen.

b) Man kann diesen Likör heiß oder kalt trinken. Er wirkt verdauungsfördernd und nervenberuhigend.

50 g Kamillenblüten,
1 Zitronenschale,

⅓ von 1 Zitrone (Fruchtfleisch),
1 Prise Karottensamen,
300 g Zucker,
300 ml ca. 40prozentiger Alkohol,
300 ml Wasser.

Man gibt die Kamillenblüten, die Schale und das Fruchtfleisch der Zitrone und den Alkohol in ein ca. 1 kg fassendes Glasgefäß.

Man bereitet den Sirup, indem man den Zucker im kochenden Wasser auflöst, abkühlen läßt und ebenfalls in das Glasgefäß hineingibt. Gut verschließen und eine Woche lang ziehen lassen; einmal täglich gut durchschütteln. Durch ein Gazetuch hindurch abseihen und das Gefäß gut verschließen. Vor Gebrauch mindestens zwei Monate ziehen lassen.

c) Likör mit verdauungsfördernder und entspannender Wirkung.

10 g Schale von bitterer Orange,
5 g Zimt (gemahlen),
125 g Kamillenblüten,
400 ml 95prozentiger Alkohol,
¼ l Wasser,
800 g Zucker.

Man bereitet den Sirup, läßt ihn abkühlen und fügt Kamille, Zimt, Orangenschale und Alkohol hinzu. Sechs Tage ziehen lassen, dabei einmal täglich durchschütteln. Durch Gaze hindurch abseihen. Der Likör ist sofort trinkbar.

Kamillenelixier

125 g Kamillenblüten,
10 g Schale von bitterer Orange (kleingehackt),
5 g Zimt (gemahlen),
1 l Wasser,

800 g Zucker,
½ l 95prozentiger Alkohol.

Man läßt den Zucker fünf Minuten im Wasser ziehen, bis er sich aufgelöst hat, und fügt dann die Kamille, den Zimt und die bittere Orange hinzu. Sobald die Mischung abgekühlt ist, gibt man den Alkohol hinzu.

Sechs Tage ziehen lassen und dann abseihen.

Man trinkt ihn gläschenweise als Mittel gegen Magenleiden, nervös bedingte Schlaflosigkeit, Verdauungsschwierigkeiten, Hysterie, Koliken, Amenorrhöe, Drei- oder Viertagefieber.

Kamillenwein

a) In einem Liter trockenem Weißwein läßt man 100 g Kamillenblüten etwa zehn Tage ziehen. Abseihen und nach Geschmack zuckern; hilft gegen Migräne, Schlaflosigkeit und Grippe.

   Dosierung: Zwei oder drei Eßlöffel täglich oder ein kleines Glas vor den Mahlzeiten.

b) 50 g Kamillenblüten,
   20 Stückchen Zucker.

   Man gibt beides in eine Flasche guten Weißweines, verschließt die Flasche gut, schüttelt durch und läßt den Wein einen Monat an einem kühlen Ort ziehen. Anschließend abseihen.

   Anwendung: Man trinkt ein kleines Glas von diesem Kamillenwein vor den Mahlzeiten.

Fünfkräutertrank

(Ein berühmtes Rezept von M. Mésségué)
Man bereiter die folgende Mischung:
2 Prisen Minzenblätter,
2 Prisen Anthemis nobilis (Römische Kamille),
2 Prisen Orangenblüten,
2 Prisen Verbena, Blätter,
2 Prisen Lindenblüten.
Aus diesen Kräutern und einem Liter Wasser bereitet man einen Aufguß, den man im Laufe eines Tages trinkt. Der Fünfkräutertrank hilft gegen Depressionen.

Trank für alte Leute

Als Kräuterkur für ältere Leute bereitet man den folgenden Trank:
Man gibt in eine Tasse Wasser:
1 Prise Weißdornblüten,
1 Prise Kamillenblüten.
Dosierung: Eine Tasse täglich am Nachmittag.

Register

140

Rezepte für Arzneimittel